Unified Protocol for Transdiagnostic Treatment of
Emotional Disorders: Therapist Guide (Second Edition)

成人情绪障碍

原著第二版

跨诊断治疗的统一方案

治疗师指南

[美]

戴维·H. 巴洛（David H. Barlow）
托德·J. 法尔基奥内（Todd J. Farchione）
香农·索尔-扎瓦拉（Shannon Sauer-Zavala）
希瑟·默里·拉京（Heather Murray Latin）
克丽丝滕·K. 埃拉德（Kristen K. Ellard）
杰奎琳·R. 布利斯（Jacqueline R. Bullis）
凯特·H. 本特利（Kate H. Bentley）
汉娜·T. 贝彻（Hannah T. Boettcher）
克莱尔·凯西洛-罗宾斯（Clair Cassiello-Robbins）

著

王建平 林 灵 袁 颖
陈 亮 牛国雯 陈依怡 译

中国轻工业出版社

图书在版编目（CIP）数据

成人情绪障碍跨诊断治疗的统一方案：原著第二版.
治疗师指南／（美）戴维·H.巴洛（David H. Barlow）等著；
王建平等译. —北京：中国轻工业出版社，2024.1（2024.10
重印）

ISBN 978-7-5184-4655-1

Ⅰ.①成… Ⅱ.①戴… ②王… Ⅲ.①情绪障碍－诊
疗－指南 Ⅳ.①R749.4-62

中国国家版本馆CIP数据核字（2023）第222763号

责任编辑：孙蔚雯　　　责任终审：张乃柬
策划编辑：孙蔚雯　　　责任校对：刘志颖　　　责任监印：吴维斌

出版发行：中国轻工业出版社（北京鲁谷东街5号，邮编：100040）
印　　刷：三河市鑫金马印装有限公司
经　　销：各地新华书店
版　　次：2024年10月第1版第2次印刷
开　　本：850×1092　1/16　印张：12.75
字　　数：109千字
书　　号：ISBN 978-7-5184-4655-1　定价：55.00元
读者热线：010-65181109
发行电话：010-85119832　　010-85119912
网　　址：http://www.chlip.com.cn　http://www.wqedu.com
电子信箱：1012305542@qq.com

译 者 序

专业的助人工作者常常思考的一个问题是：我该学习什么样的治疗方法，才能更好地帮助来访者／患者？这样的问题不仅会出现在新手咨询师／治疗师的身上，也往往是不少有经验的助人工作者遭遇职业瓶颈时的困惑。另一个常见的问题多在面对症状复杂的个案而生出"书到用时方恨少"的无力感时冒出来：针对不同的障碍／症状，我需要学习多少种技术才够用？在这方面，循证科学为我们提供了有效的参考：通过可重复验证的临床随机对照试验，我们得以知晓什么样的干预方案对某一类的精神障碍或特定症状有效。认知行为疗法（cognitive behavioral therapy，简称CBT）是当今世界上拥有最多循证依据的流派，而基于不同精神障碍的病理模型针对性地开发出的认知行为专病干预方案进一步提高了心理治疗的效率。

然而，一方面，即便是最常见心理问题的专病干预策略，若想全部学习完并熟练掌握相应的技能，也需要足够的时间、精力与经济的投入，这对很多助人工作者来说并非易事；另一方面，当患者有共病现象时，单一疾病的干预方案可能就不那么适用了，或者需要依序先后解决全部的问题，这样一来就不得不拉长治疗的周期。由此，情绪障碍跨诊断治疗的统一方案（简称统一方案；unified protocol for transdiagnostic treatment of emotional disorders，简称UP）应运而生。它脱胎于认知行为疗法并同样获得了实证支持，架构在情绪理论的前沿研究基础之上，干预的重点不在特定障碍的特定症状，而是所有情绪障碍共同的影响因素与特征性表现。这意味着来访者不论是患有抑郁、恐惧、焦虑类障碍，还是有像暴食、成瘾、冲动、自伤等与情绪控制紧密相关的症状表现，甚至是同时存在前面几种状况，都可以通过这个统一、通用的治疗方案进行有效的跨诊断干预。相较之下，专业工作者在本方案上的学习成本也大为降低。

为了使治疗项目更有效率地推进，统一方案的研发小组编制了分别供治疗师与患者使用的手册，即这本《成人情绪障碍跨诊断治疗的统一方案——治疗师指南（原著第二版）》（*Unified Protocol for Transdiagnostic Treatment of Emotional Disorders: Therapist Guide*，Second Edition）与配套的《成人情绪障碍跨诊断治疗的统一方案——自助手册（原著第二版）》（*Unified Protocol for Transdiagnostic Treatment of Emotional Disorders: Workbook*，Second Edition；以下简称《自助手册》）。本书侧重于提供干预方面的指导，《自助手册》则主要介绍治疗原理与技术练习，这样的相辅相成也体现了沿袭自认知行为疗法的合作主义原则——咨访双方是一个团队，在达到目标的路上，都需要付出努力并通力合作。本书第一版的中文版于10年前问世，在这10年间，我陆续收到了一些读者的反馈，他们分享了在统一方案中的受益；在这些人中，有些是经他们的咨询师推荐而接受了统一方案治疗的，有些是自己看书学习的。参加了我的认知行为疗法培训的一位学员告诉我，她的一位来访者前来咨询时就带着统一方案的书，询问是否可以进行书中介绍的治疗。

我很欣喜地看到统一方案在国内得到了越来越多的认可与越来越广泛的普及，更欣喜于本书第二版的中文版出版！修订后，统一方案的结构更加科学合理，操作起来更加简便具体，书中的素材也更为丰富翔实。正如本治疗方案的研发者所言，自从开发了统一方案的最初版本，他们从未停止过对统一方案的修改与进一步探索，吸收了众多来自使用统一方案的专业工作者与来访者的反馈意见以及干预研究的成果，最终编制出了修订版本并拓展到了统一方案在团体中的应用。在翻阅本书时，如果你是一名认知行为取向的咨询师，你可能会对书中介绍的会谈结构感觉熟悉；如果你从未接触过认知行为疗法，也不影响你对本书内容的理解，因为全书非常通俗易懂、条理清晰地介绍了统一方案的背景、原理与每一个治疗模块的操作步骤。不过，若想要将统一方案实际应用在与来访者的工作中，还是建议你先参加关于认知行为疗法的基础培训，方能灵活掌握统一方案中的必要技术，学会因人而异地为来访者提供针对性的指导。

本书分为两个部分，第一部分共四章，主要是对统一方案的背景、原理和流程进行了全面、详尽的论述，为执行统一方案的治疗师夯实理论与实践基础。第二部分共十一章，操作化地呈现了整个治疗过程。新增了第五章"初始会谈：功能评估和介绍治疗项目"，更好地帮助来访者进行治疗前的准备。第六至十四章详细阐述了八个治疗模块的要点与实施步骤，分别是：模块1——设定目标和维持动机（第六章）；模块2——理解情绪（第七章）；模块3——正念情绪觉察（第八章）；模块4——认知灵活化（第九章）；模块5——应对情绪性行为（第十章）；模块6——理解并直面身体感觉（第十一章）；模块7——情绪暴露（第十二章）；模块8——回顾成果，展望未来（第十四章）。第十三章专门谈了药物在情绪障碍治疗中的作用。

与本书第一版相比，第二版中的治疗模块经过了内容的删改、合并与调整，从而得到了优化。每个模块都结构化地呈现了与《自助手册》对应的章节、模块目标、所需材料、建议的会谈次数及总体的操作流程。遇到重难点时，本书会辅以"治疗师备忘录"专栏，来帮助读者理解

或提供对话示范。各章末尾通过与该模块内容相关的逐字稿展示了实操应用，还在"疑难疏解"部分梳理并总结了该模块的常见问题。本书还新增了第十五章"统一方案在团体中的应用"，介绍了这方面的探索性应用，并提供了初步的团体方案。

我们为本书成立了专门的翻译小组，我的硕士毕业生林灵（福建省福州市执业咨询师）和我一起制订了翻译计划，监督翻译进程，把控翻译质量，进行了多轮校对和统稿。林灵跟随我学习和践行认知行为疗法已近10年，她也一直致力于认知行为疗法的传播。接到翻译任务后，她不遗余力地积极进行统筹与协调，组建起一个有胜任力的翻译小组。翻译小组的其他四位成员均来自我所开发的认知行为疗法连续培训项目，他们是：袁颖（成都文理学院）、陈亮（深圳市福田区红岭教育集团华富中学）、牛国雯（北京顺义国际学校）和陈依怡（温州市榕安心理咨询有限公司）。他们都至少参加过一轮为期2年的基础训练，并且在实务方面均有非常丰富的经验，以尽可能保证专业上的翻译准确性。在开始翻译前，我们提炼了术语表并对专业术语的翻译进行了统一；在翻译过程中，各位译者通过定期的工作例会

做阶段性的报告与讨论；在某些不确定译法的地方，往往是集翻译小组成员之力逐字逐句地推敲后成文的；为了一个单词或一个句子而查阅多篇文献以确认其准确含义，是常有之事；对于某些有东西方文化差异的内容，我们也会追根溯源，避免歧义，并在必要的地方添加了译者注来进行补充说明。这样的翻译与讨论过程也让每一位译者受益匪浅。本书的初始翻译主要由袁颖完成；在初稿完成后，翻译小组成员进行了第一轮相互校对；陈亮和牛国雯对全书进行了第二轮和第三轮校对；林灵对全书进行了第四轮校对；最后由我审定译稿。我带领的认知行为疗法培训与督导团队也提供了重要的支持，该团队共有10人，主要由我的硕士和博士及多年跟随我学习的临床工作者组成，除了林灵，还有胡泊、李婉君、徐慊、陶金花、朱雅雯、李荔波、蔡远、胡邵仑和辛挺翔。每位参与者都为本书的翻译付出了很多心血，在此对他们表达深深的谢意！同时，还要特别感谢中国轻工业出版社"万千心理"和孙蔚雯编辑为本书的出版付出的努力。

尽管力求完美，但由于能力有限，译作中难免有疏漏，诚请各位同行、专家及读者不吝指正，以便今后进一步修订完善。我的邮箱是 wjphh@bnu.edu.cn。在此先向您致以诚挚的感谢！

王建平

北京师范大学心理学部

2023 年 10 月

前　言

在过去的几年里，医疗卫生事业取得了惊人的发展，但曾在心理健康和行为医学方面被广泛使用的许多干预措施和策略受到了循证研究的质疑，认为它们不仅缺乏益处，甚至可能会造成伤害（Barlow，2010）。其他采用目前最佳证据标准而确定且被证明有效的治疗策略，则获得了广泛的推荐，使它们更容易为大众所接受（McHugh & Barlow，2010）。这一变革源于背后的几个新近发展趋势：第一，我们对心理和生理的病理学有了更深入的了解，进而开发出了全新的、更有针对性的干预措施；第二，研究方法有了很大的改进，减少了对内部和外部有效性造成影响的因素，使研究结果能更直接地应用于临床；第三，世界各国的政府、医疗系统及相关政策制定者决心进一步提高医疗质量，而这应以循证为基础，从而保护公众利益（Barlow，2004；Institute of Medicine，2001，2015；McHugh & Barlow，2010）。

于是，对世界各地的临床医生来说，主要的绊脚石自然就成了能否获取有循证基础的心理干预措施的学习资源。工作坊和书籍能在一定程度上帮助尽心尽责的从业人员了解最新的精神医疗实践成果及对个别来访者的适用性。"有效的疗法（Treatments That Work）"[1]这套丛书则致力于将一些令人振奋的新干预措施介绍给处于临床一线的医生。

这套丛书中的治疗师用书和来访者用书包含了评估、干预某个具体问题或有诊断的心理障碍的详细步骤。除此之外，这套丛书还提供了近似于监督过程的辅助

---

[1]　这套丛书由戴维·H. 巴洛（David H. Barlow）领导的科学顾问委员会主编，以经过严格临床试验的循证研究为审查和评估标准，为心理治疗师等临床工作者介绍认知行为治疗方法上的创新性工作。这套丛书的原著由牛津大学出版社出版。——译者注

材料，协助从业人员实践这些步骤。

在医疗事业日新月异的发展中，一个越来越普遍的共识是，循证实践为精神卫生专业人员提供了最负责任的行动方案。所有从事精神医疗的临床工作者都深切地渴望为来访者提供最好的治疗。为此，我们希望通过本套丛书来弥补信息传播的缺口，从而使之成为可能。

在基于最新研究和临床评估的循证治疗方案中，一个重要的进展是发现了可对具有共同特征且对受益于同样的治疗措施的疾病进行统一的、跨诊断的干预。随着对心理障碍性质的深入了解，许多类别的障碍在病因和潜在结构上的共同点超越了差异性，且同类障碍中的许多疾病在行为问题和大脑功能方面看起来非常相似。事实上，大多数有某种疾病或问题的人通常都有来自同类障碍下的另一种问题或共病。把这些障碍和问题看作相关的或处于一个"谱系"上，是当今许多一流心理治疗师以及《精神障碍诊断与统计手册》（第五版；*Diagnostic and Statistical Manual of Mental Disorders*，5th Edition，简称 DSM-5）的编写者们所采取的方式。

本书是有关情绪障碍跨诊断治疗的统一方案的一系列图书中的开篇之作，同样隶属于"有效的疗法"丛书。它的出版既反映了行业内日益增长的对"谱系"视角心理干预方法重要性的认识，也对此做出了回应。本书针对的是情绪障碍。一般来说，这些障碍包括所有的焦虑及心境（抑郁）障碍，如伴有或不伴有场所恐怖症的惊恐障碍、社交焦虑障碍、广泛性焦虑障碍、创伤后应激障碍、强迫症和抑郁障碍。本治疗方案也可用于解决其他相关的"情绪障碍"问题，如健康焦虑、分离体验（不真实感），以及在实质上与焦虑和抑郁等消极情绪相关的酒精或物质滥用。最近的研究结果显示，所有这些障碍的共同点是伴随着失控感而产生的过度或不当的情绪反应。

本书（第二版）经过全面更新和修订，进一步阐明了治疗过程，并就如何执行关键的治疗理念，为从业人员提供了更多的指导。修订后新加的章节介绍了功能评估，并描述了如何以团体的形式实施统一方案，同时也修改并精简了给来访者的材料，使它们更便于使用。

统一方案的开发始于对有传统实证主义基础的认知行为治疗方法（Barlow & Craske，2006）中关键原则的提取，并结合了与情绪调节相关的研究进展（Fairholme，

Boisseau，Ellard，Ehrenreich，& Barlow，2010）。需要指出的是，统一方案一以贯之地沿用了将消退性学习等传统认知行为疗法应用于情绪障碍的基本原理，并为此采取了如避免认知与行为回避策略，行为、情绪和内感性暴露，以及认知灵活化等治疗方法。

如果特定恐怖症是来访者唯一的问题且无其他情绪障碍，一般不建议使用本治疗方案。"有效的疗法"丛书中的其他书可以更有效地处理这样的问题（见Craske，Antony，& Barlow，2006）。

戴维·H. 巴洛（David H. Barlow）
"有效的疗法"丛书主编

参考文献

Barlow, D. H. (2004). Psychological treatments. *American Psychologist, 59*, 869–878.

Barlow, D. H. (2010). Negative effects from psychological treatments: A perspective. *American Psychologist, 65*(2), 13–20.

Barlow D. H. & Craske, M. G. (2006). *Mastery of your anxiety and panic (4th ed): Therapist guide*. New York: Oxford University Press.

Craske, M. G., Antony, M. M., & Barlow, D. H. (2006). *Mastering your fears and phobias (2nd ed): Therapist guide*. New York: Oxford University Press.

Fairholme, C. P., Boisseau, C. L., Ellard, K. K., Ehrenreich, J. T., & Barlow, D. H. (2010). Emotions, emotion regulation, and psychological treatment: A unified perspective. In A. M. Kring & D. M. Sloan (Eds.), *Emotion regulation and psychopathology: A transdiagnostic approach to etiology and treatment.* (pp. 283–309). New York: Guilford Press.

Institute of Medicine. (2001). *Crossing the quality chasm: A new health system for the 21st century*. Washington, DC: National Academy Press.

Institute of Medicine (IOM). (2015). *Psychosocial interventions for mental and substance use disorders: A framework for establishing evidence-based standards*. Washington, DC: National Academies Press.

McHugh, R. K., & Barlow, D. H. (2010). Dissemination and implementation of evidence-based psychological interventions: A review of current efforts. *American Psychologist, 65*(2), 73–84.

致　谢

我们要向为本治疗方案的发展做出了贡献的个人表示感谢。首先，要感谢本书第一版的作者［蒂娜·布瓦索（Tina Boisseau）、克里斯·费尔霍姆（Chris Fairholme）和劳拉·佩恩（Laura Payne）］。如果没有他们细致的工作，本书第二版就不可能完成。

此外，感谢阿曼蒂亚·阿梅塔伊（Amantia Ametaj）、詹姆斯·博斯韦尔（James Boswell）、拉伦·康克林（Laren Conklin）、马修·加拉格尔（Matthew Gallagher）和卡茜迪·古特纳（Cassidy Gutner）。他们为本书的必要更新提供了非常宝贵的意见。还要感谢我们以往和现在的研究小组成员：詹娜·卡尔（Jenna Carl）、约翰娜·汤普森－奥朗（Johanna Thompson-Hollands）、朱莉安娜·威尔纳（Julianne Wilner）、梅根·福琼（Meghan Fortune）、凯瑟琳·肯尼迪（Katherine Kennedy）、尤云瓦·阿纳克文泽（Ujunwa Anakwenze）、奥伦卡·奥列西尼茨基（Olenka Olesnycky）、加芙列拉·艾森伯格（Gabriela Aisenberg）和盖尔·坦（Gayle Tan）。他们精心的工作让本书第二版的完成成为可能。最后，感谢世界各地使用统一方案的研究人员和临床医生，他们为本治疗方案提出了自己的见解，并为本书第二版提供了有用的修订意见，同时也要感谢我们的来访者。这些临床工作者以及患者慷慨分享的经验对于本治疗方案的发展无比宝贵。

目　　录

第一部分　背景介绍

第二部分　提供治疗

第一部分

背 景 介 绍

第一章

介绍统一方案

> "我把人在控制和克制情感上的软弱无力称为奴役。因为一个人为情感所支配，行为便没有自主之权，而受命运的宰割。在命运的控制之下，有时他虽明知什么对他是善，但往往被迫而偏去作恶。"

——巴鲁赫·斯宾诺莎（Baruch Spinoza）《伦理学》（*Ethics*）

在过去的几十年间，焦虑和心境障碍的心理治疗领域取得了很多进展，为一些常见的精神疾病设计了有效的针对性治疗方案。例如，针对惊恐障碍的《掌控焦虑与恐慌》（*Mastery of Your Anxiety and Panic*；Barlow & Craske，2007），针对社交焦虑障碍的《管理社交焦虑》（*Managing Social Anxiety*；Hope，Heimberg，& Turk，2006）。这些单一的治疗方案聚焦于解决特定障碍中的各种症状（例如，惊恐发作、社交评价焦虑）。然而，近来对这些情绪障碍的概念化模型更多地关注了它们之间的共同点而非差异性。具体而言，研究显示了不同障碍之间存在着大量的症状重叠。比如，所有的焦虑障碍来访者都会有担忧，但有不同类型焦虑的来访者的侧重点各不相同（例如，广泛性焦虑障碍来访者会担心亲人的安全，惊恐障碍来访者担心再一次惊恐发作）。此外人们还发现，在专门针对某一疾病进行干预时，似乎会产生一种泛化的治疗反应，使来访者同时共病的其他问题也得以缓解。最后，焦虑障碍与抑郁障碍的共病率非常高（据估计高达 75%；Brown，Campbell，Lehman，Grisham，& Mancill，2001），这意味着，现有的诊断框架无法完全适用于有共病的来访者。以上种种证据显示，可能存在一组共同的易感性因素而导致了焦虑、抑郁和其他相关疾病的发展，关注这些易感性因素或许比只针对各种症状进行干预的效果更佳。

进一步而言，现有研究集中在三个核心易感性因素上，这些因素使人们面临着患上常见精神疾病的风险。首先，研究表明，患有焦虑、抑郁和其他相关情绪障碍者的特点是具有高水平的消极情绪体验。换句话说，患有这些障碍的人存在着一种更频繁且强烈地体验到消极情绪的气质倾向，被称作神经质（Barlow，Sauer-Zavala，Carl，Bullis，& Ellard，2014）。其次，患有这些障碍的人倾向于消极地看待他们的情绪体验（例如，"有这种感觉是软弱的表现""没有人会像我这样""这些身体感觉真的太可怕了"）。最后，当消极的情绪体验发生时，对它们的厌恶反应会使人们尽力回避和压抑它们。患有焦虑和抑郁障碍的人往往依赖于一些非适应性的情绪调节策略，这些策略会维持来访者高水平的消极情绪并导致症状长期存在（Purdon，1999）。考虑到情绪体验在发展和维持各种焦虑、抑郁和其他相关疾病方面的作用，我们将这些疾病统称为"情绪障碍"，以强调其共同特征。有关情绪障碍性质的更多资料，请参见巴洛等人的文献（Barlow，Sauer-Zavala，Carl，Bullis，& Ellard，2014）。

综上所述，前沿研究支持发展一种考虑到这些共性并适用于一系列情绪障碍的通用治疗方法。由此，我们开发了一种适用于所有焦虑障碍、抑郁障碍以及一些伴有强烈情绪体验的其他潜在障碍（例如，进食障碍、边缘型人格障碍）的治疗方法。这个统一方案通过针对性地处理情绪障碍中的厌恶、回避反应来干预神经质问题。这些反应虽在短时间内能缓解来访者的消极情绪，但也增加了消极情绪在未来出现的可能性，并使症状得以维持。本治疗方案包含的干预策略大多基于当今获得实证支持的心理学治疗原则，如培养正念觉察、重新评估自动的认知评价、改变与不良情绪相关的行为倾向，进行情绪暴露等。需要说明的是，这些关键技术的重点将有所调整，以专门应对情绪体验的核心消极反应，具体细节将在下一章描述。

统一方案的优势

统一方案这样程序化的跨诊断干预模式，为来访者和临床医生带来了一些便利（Sauer-Zavala et al., 2017）。首先，如前所述，各种情绪障碍共病的概率非常高，这是单一障碍治疗方案（聚焦一种特定障碍症状的干预方式）难以适用的情况。相比之下，通过处理维持症状的核心消极情绪过程，统一方案可以一并解决不同疾病的共同症状。此外，行业内对单一障碍治疗方案的重视造成了培训负担，因为治疗师必须熟悉几乎每种障碍的治疗方法。而统一方案消除了这种负担，因为治疗师只需要学习一种干预方法，就可以为大多数常见问题提供基于实证的治疗。

统一方案的疗效

统一方案已经在一系列情绪障碍的治疗应用中获得了强有力的实证支持。首先，一项小型随机对照试验（$N = 37$）的结果显示，与等待组相比，统一方案可显著减轻一系列焦虑障碍的症状。即使到治疗之后的18个月，来访者的症状仍有持续改善（Bullis, Fortune, Farchione, & Barlow, 2014; Farchione et al., 2012）。

基于这样颇具前景的研究结果，我们随后进行了一项更大规模的随机试验（$N = 223$），将统一方案与被视为"金标准"的循证方案进行比较，如针对性地治疗广泛性焦虑障碍、社交焦虑障碍、强迫症和惊恐障碍的单一障碍治疗方案。结果表明，统一方案和单一障碍治疗方案对情绪障碍症状的改善度相似，两组均显示，在治疗后，主诊断的严重程度显著下降，且统一方案的脱落率更低。在治疗共病方面，在接受了统一方案治疗的来访者中，有 62% 的人不再达到任何一种情绪障碍的诊断标准，并且这样的疗效在 1 年后基本保持不变。总体而言，以上证据显示，具有跨诊断治疗特性的统一方案在解决原发性情绪障碍方面与明确针对该障碍设计的单一障碍治疗方案疗效相当。鉴于统一方案的实践优势（如前所述），这些研究结果为统一方案的广泛传播提供了有力支持。

也有初步证据表明，统一方案同样可以成功地用于处理此前提到的存在情绪障碍易感性因素特征的其他问题。具体来说，已有证据支持统一方案在以下障碍中的疗效：合并酒精滥用或依赖诊断的情绪障碍（Ciraulo et al.，2013）、抑郁障碍（Boswell，Anderson，& Barlow，2014）、双相障碍（Ellard，Deckersbach，Sylvia，Nierenberg，& Barlow，2012）、边缘型人格障碍（Sauer-Zavala，Bentley，& Wilner，2016）和创伤后应激障碍（Gallagher，2017）。

鉴于统一方案专注于处理情绪障碍的核心加工过程，在前面提到的随机对照试验中，我们还研究了统一方案在改变气质方面的能力（Carl，Gallagher，Sauer-Zavala，Bentley，& Barlow，2014）。结果显示，与等待组相比，统一方案组被试的神经质水平确实在治疗前后发生了中小程度的改变。值得注意的是，这些气质上的变化与来访者受损功能的恢复和生活质量的改善相关（Carl et al.，2014）。以上结论提示了在评估治疗结果时将气质变化这一因素纳入考虑的潜在重要性。

此外，基于团体治疗相对于个体治疗的优势（例如，能治疗更多来访者，减少寻求治疗的羞耻感，有机会向其他团体成员学习），我们研究了在团体中施行统一方案的疗效，这也恰好是本治疗方案最初的设想（Barlow，Allen，& Choate，2004）。结果显示，统一方案对焦虑和抑郁症状、功能障碍、生活质量和情绪调节技能都起到了中高强度的治疗效果。此外，以团体形式接受统一方案治疗的来访者与接受个体治疗的来访者报告的满意度相当（Bullis et al.，2015）。

本书的目的

　　本书旨在为心理健康服务者提供关于实施统一方案的指导。这本《成人情绪障碍跨诊断治疗的统一方案——治疗师指南（原著第二版）》（以下简称《治疗师指南》）的编写，基于我们十多年来与本治疗方案开发相关的研究结果，使用本治疗方案与无数情绪障碍来访者开展工作的临床经验，以及在我们这里接受培训的学员和在临床实践中使用统一方案的其他从业者给出的反馈。为了更好地阐释在方案执行中出现的常见问题和解决这些问题的方法，我们会提供一些临床素材。如果想了解处理情绪障碍的更多详细案例，请参见我们专门编写的另一本书——《成人情绪障碍跨诊断治疗的统一方案应用实例》（*Applications of the Unified Protocol for Transdiagnostic Treatment of Emotional Disorders*；Barlow & Farchione，2018）。

　　本书的前四章介绍了与本治疗方案相关的背景信息。后续章节提供了用于推进治疗和开展每次会谈的逐步说明。每一章都对应《自助手册》的相关内容。请知晓，我们在本书中有意地交替使用了心理治疗师、临床医生和从业者，来描述不同的治疗服务提供者。

治疗的基本原理

统一方案架设在传统的认知行为疗法的基本原理之上。不过，它的独特之处在于尤为强调每个人体验和应对情绪的方式，因为这使内在的情绪过程得以外显，从而成为发生改变的基本心理机制。这套心理机制不仅会改变包括情绪应对在内的行为反应，还会改变大脑的运作方式，并创造新的学习体验与记忆（Craske & Mystkowski，2006；Monfils，Cowansage，Klann，& LeDoux，2009）。这种治疗方式的基本假设是，情绪障碍来访者所使用的情绪调节策略——尽力回避不适感或抑制其强烈程度——最终会适得其反地进一步维持症状。因此，统一方案是一种以情绪为中心的治疗方法，旨在帮助来访者学习如何直面和体验不舒服的情绪，并学习以更具适应性的方式应对他们的情绪。希望能通过改变来访者习惯性的情绪调节方式，降低侵扰性的、难以承受的情绪体验的强度和发生率，并改善他们的功能。不过，重点是要认识到统一方案并不试图消除不适的情绪，而是旨在将情绪恢复到正常的功能水平。这意味着，即便是令人不舒服的情绪，也可被视为适应性的且有助益的。

本书配套的《自助手册》的前几章可以帮助来访者更好地理解情绪。来访者可以学习有关情绪的知识，了解它们为何发生，为何具有适应性。情绪的三成分模型可以帮助他们理解想法、身体感觉和行为在生成内部情绪体验方面的相互作用。与此同时，来访者可以在指导下根据情绪的三成分模型来练习监测自己的情绪体验。这能提高来访者对自身情绪体验的觉察（也更清楚诱发情绪的触发因素及情绪应对行为所造成的短期和长期结果），并帮助他们更客观地看待自己的情绪，而不是仅仅被困于自己的情绪反应中。对情绪的进一步认识和觉察引出了统一方案的第一个核心技术——正念情绪觉察，这涉及练习对情绪体验进行非评判的、聚焦当下的觉察。培养这种正念觉察是一项重要的基本技术，有助于增强对后续治疗理念的掌握。一言以蔽之，统一方案强调情绪本身的适应性和功能性，并帮助来访者提高对情绪的耐受度。

统一方案的第二个核心技术是，挑战与外部威胁（如迟到）和内部威胁（如引发心脏病的身体感觉）相关的自动化思维，以及提高认知灵活化水平。我们基于艾伦·T. 贝克（Aaron T. Beck）开发的认知干预措施（Beck，1972；Beck，Rush，Shaw，& Emery，1979），将关注的重点调整为两种基础的认知谬误：（1）高估负面事件发生的可能性（"高估危险性"）；（2）假设负面事件确实发生了，则夸大其消极影响并低估自身的应对能力（"灾难化结果"）（Barlow & Craske，2000；Zinbarg，Craske，& Barlow，2006）。此外，不同于其他认知干预疗法，统一方案并不强调消除消极想法，或者用更具适应性、理性的解释代替消极想法，而是将提高认知灵活化水平作为一种适应性的情绪调节策略。统一方案不仅鼓励来访者在引发不良情绪的情境前使用重评策略，在情境中和情境后也可使用此策略。同时，统一方案关注认知与身体感觉及行为间的交互作用，并将之视为情绪体验发生发展的重要组成部分。认知重评在理论上是可独立使用的干预手段，但根据我们的经验，它在治疗后期对于帮助来访者做出行为改变和直面有挑战的情绪性情境大有裨益。

统一方案的第三个核心技术是识别和调节有问题的行动倾向或情绪性行为。这一策略与情绪科学的理论和证据相一致。情绪科学的研究表明，关注和调整这些行为可以成为情绪调节的有效手段。正如伊扎德（Izard）在

1971 年所言，"人们通过行为来学习获得新的情绪体验方式"。与减少使用回避模式的相关内容会在治疗前期关于情绪性质的最初讨论中进行介绍，然后在本治疗方案的后半部分有更详细的展开。

统一方案中的第四个核心技术是通过内感性暴露练习增加对身体感觉的觉察并提高耐受度。无论诊断是什么，所有来访者都要进行一系列身体感觉的内感性暴露练习，旨在唤起类似于他们在感受不舒服情绪时的身体感觉。在惊恐障碍的治疗上，内感性暴露是首要重点（Barlow，1988；Barlow & Cerny，1988），对患惊恐障碍的来访者来说，身体感觉既是焦虑的直接触发因素，也是主要表现。不过，在统一方案中，不管身体感觉是否为来访者情绪反应的特定触发因素，内感性暴露都适用于各种诊断。因为身体感觉是情绪体验的核心成分之一，所以内感性暴露不仅有助于提高来访者对身体感觉的觉察，也提高了他们对身体感觉的耐受度，从而减少了身体感觉在情绪厌恶反应及回避行为中造成的影响。通过内感性暴露练习，来访者得以认识身体感觉在情绪体验中的作用，识别这些身体感觉可能影响想法和行为的方式，以及想法和行为如何反过来强化了身体感觉——所有这些过程也在不断调整个体对体验强烈身体症状时的自身承受力的预期。

统一方案的第五个核心技术是在最后阶段通过情绪暴露练习对这些核心的治疗理念进行整合。这些练习的重点是通过内部和外部刺激线索诱发情绪体验并进行暴露。与其他认知行为疗法的做法一致，统一方案的暴露练习也采用逐级递进的方式进行，因此来访者会先面对不太困难（或引发较低情绪）的情境，再系统地转向可能诱发更强烈情绪的情境。不过，重要的是，没有必要严格按照此种方式进行。因为逐级增加难度的情境会诱发令来访者越来越难以忍受的更高强度的情绪，也使人感觉这些情绪本身就是危险的。所有暴露练习的重点都是要充分面对情境，识别个体的回避模式和其他安全行为，然后在暴露练习中尽力减少或去除这些行为，以促进新行为的习得和新体验的生成。通过这种方式，回避行为或抑制情绪的倾向将被更具适应性的应对方式代替。

治疗模块

　　基于上述五项核心技术，统一方案包含五个核心治疗模块（见专栏 2.1）：（1）正念情绪觉察，（2）认知灵活化，（3）应对情绪性行为，（4）理解并直面身体感觉，（5）情绪暴露。这些核心治疗模块全都针对关键性的有问题的情绪加工过程，特别是在人们惯用回避策略加以应对的情绪厌恶反应中。这几个治疗模块架构在传统认知行为疗法的基础之上，同样锚定了情绪的三成分模型（想法、身体感觉和行为），但更强调提高对三者之间相互作用的觉察，以及关注在当下情境中情绪和行为的功能。将正发生的情绪体验置于当下情境的觉察之中，可以让来访者识别自己惯用的情绪应对策略其实与当前的情境或自身的动机性需求既不一致，也不协调。因此，统一方案并不针对某一特定障碍的症状，而是着眼于整个"神经症谱系"下的潜在机制（Barlow，2002；Krueger，Watson，& Barlow，2005；Brown & Barlow，2009）。在进入五个核心治疗模块之前，设计了介绍性模块，包括强化动机的治疗练习。最后一个模块由回顾治疗进展和发展预防复发的策略组成。随着治疗的推进，我们会逐一从想法、身体感觉和行为三个方面进行充分讨论，并聚焦来访者的这几方面如何随着时间的推移而形成失功能的情绪应对策略，并教授更具适应性的情绪调节技术。

专栏 2.1　统一方案的模块

模块 1：设定目标和维持动机

模块 2：理解情绪

模块 3：正念情绪觉察

模块 4：认知灵活化

模块 5：应对情绪性行为

模块 6：理解并直面身体感觉

> 模块 7：情绪暴露
>
> 模块 8：回顾成果，展望未来
>
> 注：核心治疗模块加粗显示。

　　模块与模块之间相互关联且呈递进的关系，但统一方案在每个模块的完成时间上有一定的灵活性，可以根据不同来访者的个体需求增加特定模块的会谈次数。例如，对于存在难以控制的过度焦虑的来访者，增加正念情绪觉察的训练时间（模块 3）可能是有益的；而具有强迫行为的人可能会受益于增加应对情绪性行为（模块 5）的训练时间。此外，模块 7（情绪暴露）常常需要增加额外的时间，因为本模块能用于同时练习所有治疗技术。

　　以下是对统一方案治疗模块的基本描述。我们强烈建议让每一位来访者都尽可能完成所有治疗模块，哪怕某一模块看上去可能与他当下呈现的困扰并不直接相关。例如，一些来访者并没有明显不适的身体感觉，因此从表面上看，内感性暴露（见模块 5）可能没有必要。然而根据我们的经验，仍然有许多这样的来访者报告自己从那个模块的治疗中受益，让他们得以意识到身体感觉也是情绪体验的重要成分之一。我们会给出对于每个模块的推荐会谈次数。不过要再次声明，这是灵活的，治疗师可以相对自由地依据特定来访者的情况设定治疗进程。

模块 1：设定目标和维持动机

■ 会谈次数：1 次会谈

■ 对应《治疗师指南》的第六章

■ 对应《自助手册》的第四章

　　这一模块聚焦于提高来访者对于改变行为的准备度与动机，培养来访者的自我效能感，即对成功实现改变的自信心。为此，来访者会在治疗中进行分析改变的好处与坏处的权衡练习，明确他们的治疗目标并将它们具体化，进而确定实现目标的可能步骤。这一模块的设置基于韦斯特拉（Westra）等人的研究，该研究显示了这些做法作为辅助技术在焦虑障碍治疗中的有效性（Westra & Dozois，2006；Westra，Srkowitz，& Dozois，2009）。同时，这一模块也在很大程度上遵循了动机式访谈的原则与技术（Miller & Rollnick，2002）。

模块 2：理解情绪

- 会谈次数：1 ~ 2 次会谈
- 对应《治疗师指南》的第七章
- 对应《自助手册》的第五章和第六章

这一模块为来访者提供了关于情绪性质和功能的心理教育，并介绍了习得性反应的概念。除了讨论焦虑的功能外，这一模块还涵盖了许多其他情绪，包括愤怒、悲伤、内疚和恐惧，也有积极情绪。来访者将开始明白，自己的情绪具有功能性和适应性，可以提供所处环境的相关信息，进而影响和激发行为反应。在这一模块中，来访者将学习通过监测与追踪自己的情绪体验，来更好地觉察自身情绪反应模式及维持这些情绪的潜在因素（包括一些常见的触发因素和 / 或生活突发事件）。

模块 3：正念情绪觉察

- 会谈次数：1 ~ 2 次会谈
- 对应《治疗师指南》的第八章

■ 对应《自助手册》的第七章

模块 3 的目标是使来访者学会并试着对情绪体验进行非评判的、聚焦当下的觉察。具体而言，这一模块旨在培养一种好奇和愿意觉察的态度，使来访者能在情绪体验中"观察"其想法、身体感觉和行为之间的相互作用。对这些概念的学习需要在会谈中通过三个步骤来完成。第一步，让来访者在引导下进行冥想，帮助他们正念地专注于情绪体验的各个成分；然后鼓励来访者在家庭作业中练习这种冥想，以此来增强这样的专注力。第二步，来访者要听一首能诱发情绪的歌曲，进而练习在强烈情绪中进行非评判的、聚焦当下的觉察。第三步，教授来访者如何在现实生活中应用这些被称为"锚定当下"的正式冥想练习。在此，来访者被鼓励观察情绪的三成分，并问自己：当前的反应是否有助于达成意愿。完成这一模块的训练之后，来访者对自身情绪的理解将足以使他们充分掌握后续模块介绍的策略。

模块 4：认知灵活化

■ 会谈次数：1 ~ 2 次会谈
■ 对应《治疗师指南》的第九章
■ 对应《自助手册》的第八章

模块 4 的主要目的是鼓励来访者进行灵活的思考，这一技术源于贝克（Beck，1976），并在统一方案的框架下于过去数十年间进行了调整（Barlow & Craske，1988）。在这个阶段，来访者逐渐理解了他们的想法如何影响其情绪反应。自动化的想法会在当下迅速发生，且常常是消极的解读。核心的自动思维是来访者对自己更普遍的认知，例如"我是令人失望的"，从而造成许多情绪反应。自动思维导致来访者无意识地排除了其他可能更适合当时情境的解释。如果来访者总是难以用不同的观点看待情境，这样的思维方式就可能变成"思维陷阱"。所有的情绪障碍几乎都有两种常见的思维陷阱（也是统一方案中唯一教授的两种，反映了我们一直以来的思维方式）：一种是"草率下结论"，又被称作"高估危险性"，即高估不好的结果发生的可能性；另一种是"灾难化结果"，认为结果会是很可怕的或者觉得自己无法应对消极结果。我们会教来访者识别这些思维陷阱，并鼓励他们通过认知重评策略进行更加灵活的思考。

模块 5：应对情绪性行为

- 会谈次数：1 ~ 2 次会谈
- 对应《治疗师指南》的第十章
- 对应《自助手册》的第九章

这一模块关注情绪体验中的行为成分。在本阶段的治疗中，你将帮助来访者识别他回避消极情绪的行为模式。为了整理出一个囊括各种情绪性行为的清单，来访者可以从以下行为类型的角度考虑：在情绪出现后，为了抑制情绪体验的情绪驱动行为（例如，在焦虑时，逃离拥挤的区域；在感到不知所措时，伤害自己），明显的情境性回避（例如，避免乘飞机旅行或参加聚会），细微的行为回避（例如，避免眼神接触、拖延），认知回避（例如，分心、压抑想法），使用安全信号（例如，携带幸运符）。这些行为造成的结果（在短期内减少了痛苦，但也长期维持了痛苦）将在此被再次强调。在识别了自身的情绪性行为模式后，来访者会被鼓励使用替代行为去贴近情绪（以及引发情绪的情境），而不再回避它们。

模块 6：理解并直面身体感觉

- ■ 会谈次数：1 次会谈
- ■ 对应《治疗师指南》的第十一章
- ■ 对应《自助手册》的第十章

这一模块侧重于提高来访者对身体感觉在情绪体验中的作用的认识。你将进行一系列以唤起与强烈情绪体验相关的身体感觉为目标的内感性暴露练习（例如，原地跑步以引起心率加快，在椅子上旋转以引发头晕）。练习旨在提高对这些感觉的耐受度，从而减少强烈的身体症状体验对情绪厌恶反应和回避行为的影响。这一模块也教授来访者识别身体感觉如何影响想法和行为，以及想法和行为如何反过来影响身体感觉。

模块 7：情绪暴露

- ■ 会谈次数：至少 2 次会谈。许多治疗师发现，如果有可能，多花几次会谈练习情绪暴露是有益的。这项干预技术创造了巩固从前所学的机会，也让许多来访者有机会看到自己取得的巨大进步。
- ■ 对应《治疗师指南》的第十二章
- ■ 对应《自助手册》的第十一章

这一模块聚焦了针对诱发情绪的内在触发因素（包括身体感觉）与外在触发因素的暴露，来访者可以借此提高对情绪的耐受度，获得在新情境中的学习体验。暴露练习的重点是引发情绪体验，可以采取会谈内暴露、想象暴露、现实暴露的形式。你将帮助来访者设计包含一系列情境的"情绪暴露等级"，使暴露练习可以在后续的治疗中逐级进行。

模块 8：回顾成果，展望未来

- 会谈次数：1 次会谈
- 对应《治疗师指南》的第十四章
- 对应《自助手册》的第十三章

这部分内容包含对治疗理念的回顾，讨论来访者已取得的进展。在这一模块中，你将帮助来访者找到维持治疗成果和应对未来可能遭遇的困难的方法，鼓励他们使用所学的治疗技术，在短期和长期目标方面取得进展。

流程概要

所有的治疗模块最短可以通过 9 次会谈完成，但是由于某些模块可能需要不止 1 次会谈，所以治疗总长也许将延至 12 ~ 16 次。每次会谈往往在 50 ~ 60 分钟内完成。在通常情况下，每周进行 1 次会谈，但在模块 7 开始后的治疗后期，你可以选择每两周进行 1 次会谈，让来访者有更多的时间进行体验和练习，以应对遗留的问题。

表 2.1 提供了一个范例，展示了如何协同《自助手册》的相关章节推进治疗。再次强调，你可以根据来访者的具体情况来决定统一方案中每个核心治疗模块的治疗次数及相应的治疗总次数。比如，会持续性担心且难以"待在当下"的来访者可能需要花更多的时间来培养觉察技能；而主要问题是强迫思维和强迫行为的来访者则会受益于在后续模块中花更多的时间，因为那些模块更直接地聚焦于应对回避恐惧情境的行为和改变非适应性的行为倾向。

表 2.1　治疗流程概要示例

治疗安排和模块	《自助手册》中的章节		《治疗师指南》中的章节	
第一周介绍	第一章	什么是情绪障碍？	第五章	初始会谈：功能评估和介绍治疗项目
	第二章	对治疗项目的概述		
	第三章	学会记录情绪		
第二周 模块 1	第四章	设定目标和维持动机	第六章	设定目标和维持动机
第三至四周 模块 2	第五章	理解情绪：什么是情绪？	第七章	理解情绪
	第六章	理解情绪：追踪情绪反射弧		
第五至六周 模块 3	第七章	正念情绪觉察	第八章	正念情绪觉察
第七至八周 模块 4	第八章	认知灵活化	第九章	认知灵活化
第九至十周 模块 5	第九章	应对情绪性行为	第十章	应对情绪性行为
第十一周 模块 6	第十章	理解并直面身体感觉	第十一章	理解并直面身体感觉
第十二至十五周 模块 7	第十一章	付诸实践：情绪暴露	第十二章	情绪暴露
	第十二章	药物在情绪障碍治疗中的作用	第十三章	焦虑、抑郁和相关情绪障碍的药物治疗
第十六周 模块 8	第十三章	自此向上：回顾成果，展望未来	第十四章	回顾成果，展望未来

评估和监测

你可能会想使用"DSM-5 焦虑及相关障碍访谈表（Anxiety and Related Disorders Interview Schedule for DSM-5，简称 ADIS-5）"（Brown & Barlow，2014），来筛查来访者是否存在情绪障碍，这个半结构化的临床访谈提纲正是为此设计的。它侧重于对 DSM-5 中列出的焦虑障碍及伴随的心境问题、躯体形式障碍以及物质与酒精滥用情况进行评估诊断。从会谈中获取的信息能帮助临床医生做出鉴别诊断，并清楚地了解每种问题的性质和严重程度。ADIS-5 已由美国牛津大学出版社出版。不过，为了排除那些可能引发或加剧症状的躯体问题，建议先进行医学检查。

一些标准化的自陈量表也可以为完善个案概念化和制订治疗计划提供有用的信息，并能用于评估治疗效果。这些量表包括关于特定疾病的量表，例如，自陈式"耶鲁 – 布朗强迫症量表（Yale-Brown Obsessive Compulsive Scale）"（Goodman et al.，1989），适用于伴有和不伴有场所恐怖症的惊恐障碍的自陈式"惊恐障碍严重程度量表（Panic Disorder Severity Scale）"（改编自 Shear et al.，1997），适用于广泛性焦虑障碍的"宾夕法尼亚州立大学焦虑问卷（Penn State Worry Questionnaire）"（Meyer，Miller，Metzger，& Borkovec，1990），以及适用于社交焦虑障碍的"社交焦虑量表（Social Interaction Anxiety Scale）"（Mattick & Clarke，1998）。当然，还有很多其他好量表可以替代它们。

对于跨诊断情绪障碍的评估，我们通常使用"贝克抑郁量表–Ⅱ（Beck Depression Inventory-Ⅱ）"（Beck，Steer，& Brown，1996）和"贝克焦虑量表（Beck Anxiety Inventory）"（Beck，Epstein，Brown，& Steer，1988；Beck & Steer，1990；Steer，Ranieri，Beck，& Clark，1993），它们分别作为抑郁和焦虑症状的测量工具。另一个更便捷的选择是 21 项"抑郁焦虑压力量表（Depression Anxiety Stress Scales）"（Lovibond & Lovibond，1995），它可以评估抑郁、焦虑和惊恐发作的症状。此外，我们还建议使用《自助手册》中提供的两个非特定诊断视角的焦虑和抑郁量表，它们分别为"总体焦虑水平及干扰程度量表（Overall Anxiety Severity and Impairment Scale，OASIS）"（Norman，Cissell，Means-Christensen，& Stein，2006；后文简称为焦虑量表）和根据焦虑量表改编的"总体抑郁水平及干扰程度量表（Overall Depression Severity and Impairment Scale，ODSIS）"（Bentley，Gallagher，Carl，& Barlow，2014；后文简称为抑郁量表）。它们可用于患各种障碍以及多障碍共病的来访者，可进行焦虑和抑郁相关症状严重程度和功能受损程度的连续性监测。

你也许还会发现，评估社会功能水平和生活质量也是很有价值的。很多信效度良好的量表可用于此目的，它们包括"工作和社会适应量表（Work and Social Adjustment Scale）"（改编自 Hafner & Marks，1976）、"兰德 36 项简明健康调查表（RAND 36-item Short-Form Health Survey）"（Hays，Sherbourne，& Mazel，1993）和"生活质量量表（Quality of Life Inventory）"（Frisch et al.，1992）。

药物

很多受情绪困扰的来访者在准备接受心理治疗时已经在服用精神类药物

了。根据我们的经验，来诊所的来访者通常在服用低剂量的高效苯二氮䓬类药物（如阿普唑仑或氯硝西泮）或抗抑郁药（比如，5-羟色胺选择性重摄取抑制剂，如帕罗西汀或氟西汀）、5-羟色胺-去甲肾上腺素重摄取抑制剂（如文拉法辛），以及小剂量的三环类抗抑郁药。关于认知行为治疗联合药物治疗的方案还未有定论，而二者联合治疗的最有效方式也有待实证检验。因此，我们不提倡来访者在进入本治疗方案之前停药，反而建议他们在后续的治疗过程中继续定时定量地服用当前药物。

除非存在临床需要，否则我们不鼓励来访者在统一方案的治疗期间增加用药剂量和尝试新的药物。如果来访者在心理治疗过程中尝试新药，就难以确认他所发生的变化（不论是积极的，还是消极的）源于药物（或药物的副作用），还是治疗，或者两者共有。这会使治疗师的工作变得复杂，也可能会导致来访者的挫败感，从而造成不理想的治疗效果。此外，长期服用某些药物，比如苯二氮䓬类药物，也会对治疗产生一些消极影响。因为这些药物可能会降低来访者练习在治疗中所学技术的动机，也可能抑制情绪的强度，使来访者很难在治疗后期进行暴露时获得最佳效果。并且，如果试图用药物降低情绪强度（比如在惊恐发作的高峰期），那么药物则可能通过负强化（在短期内减轻痛苦）的方式促进不良的情绪反应（如对不适情绪的回避或逃离）。药物会成为某些来访者的安全信号，因此干扰了他们对危险的错误评估进行纠正的能力。另外，类似于学习理论中状态依存学习的概念，在药物作用下学习到的技术可能无法推广到不服药的状态。这些问题大多发生在服用强效的苯二氮䓬类药物时，在服用抗抑郁药时并不常见。最后，来访者可能还会将治疗中的变化归功于药物，使他们自己很难有信心真正面对所恐惧的情境。反过来，这也降低了他们在治疗结束后减药或者停药的概率。

谁能从统一方案中受益？

正如前文提到的，统一方案的研发是为了帮助患有各种情绪障碍的人。最常见的情绪问题是焦虑障碍和抑郁障碍。尽管统一方案的随机对照试验主要是在符合 DSM-Ⅳ 和 DSM-5 诊断（比如伴有或不伴有场所恐怖症的惊恐障碍、强迫症、广泛性焦虑障碍和社交焦虑障碍）的来访者身上进行的，但统一方案也已经成功地应用于治疗创伤后应激障碍、无惊恐障碍史的场所恐怖症、特定恐怖症、疑病症、双相障碍、边缘型人格障碍和重性抑郁障碍的公开试验。此外，如第一章所述，相较于对照治疗组，统一方案的早期版本（2004 年开始本治疗项目时所编制的方案）便有助于有酒精依赖共病焦虑障碍的来访者戒酒（Ciraulo et al., 2013）。我们也期待统一方案能有效地治疗那些因为不完全符合焦虑障碍或抑郁障碍的临床标准而被归类为其他特定或未特定的焦虑（或抑郁）障碍（以前都统称为非其他特定）的人，以及严重程度虽低于阈值但有发病风险的人。

如果还存在其他情绪问题

现今的证据有力地表明，各种焦虑和心境障碍存在大量重叠。在诊断层面，最为明显的证据体现在当前和终生的高共病率上（Brown, Campbell, Lehman, Grisham, & Mancill, 2001; Kessler et al., 1996, 1998）。因此，患有一种焦虑或心境障碍的人表现出其他障碍的特征并不少见，这并不意味着不能进行统一方案的治疗。事实上，不同于单一障碍的治疗方案，统一方案在很大程度上正是为了解决共病的临床问题而研发的，因此完全可以用来治疗同时存在的多种障碍。这与我们的研究结果也是一致的，数据证实了统一方案在同时处理其他问题方面的有效性（Barlow et al., 2017; Ellard et al., 2010）。

谁来执行这个治疗方案？

与本书配套的《自助手册》非常详细地介绍了统一方案的治疗理念和技术，因此，大多数精神健康专业人士应该都能够使用它来指导来访者并实施统一方案。不过，对于使用统一方案的治疗师，确实有一些基本要求。很重要的一点是，治疗师需要熟悉认知行为干预的基本原则；此外，治疗师应该很好地理解《自助手册》中具体治疗流程背后的原理，从而根据每位来访者的需要做适当的调整，并克服治疗中可能出现的问题。同时，我们也建议治疗师进一步了解情绪障碍的本质，本书第一章介绍了一些基本信息，并提供了延展阅读的资源。最后，为传播统一方案，统一方案研究所（Unified Protocol Institute）提供了包含治疗师认证的深度培训项目，更多详情可通过统一方案研究所的网站来了解。

使用《自助手册》的好处

在过去的 15 ~ 20 年里，在有效的心理疗法的发展中，第一次"革命"是治疗的"手册化"。详细的治疗流程以结构化的方式通过手册进行编排，为治疗师提供了充分的指导，使他们可以用被证明有效的方式实施干预。统一方案就是如此。虽然本治疗方案更侧重于有效且经实证支持的治疗流程，而不对与特定障碍相关症状的干预提供具体指导，但这并不意味着不再需要治疗技术来达到最佳的效果。事实上，在来访者继续进行治疗的过程中，这些技术是必不可少的。

这场"革命"的第二个阶段是发展出了结构化治疗方案的来访者用书，可直接把它交给来访者，而来访者可在治疗师的指导下进行使用，如统一方案的《自助手册》。该书作为一本为来访者编写的科学且合理的治疗指南，力求成为此类读物的良好范本，给不同领域的专业人员执行本治疗方案提供有益的补充。以下是《自助手册》的一些优点。

自由调整进度

来访者可以根据自己的情况来决定统一方案的推进节奏。有些来访者想要加快进度，因而安排了高频率的会谈；有些来访者因为日常的工作或者外出计划与治疗有时间冲突，而选择让进度慢一点。大多数来访者能通过规律的会谈获得最佳疗效；对无法规律地参加会谈的来访者来说，我们发现，请他们在会谈的间隔期间复习或重读《自助手册》的相关内容将是非常有帮助的。

作为快速参考

很多来访者在会谈中看起来理解得还不错，但是在离开治疗室之后，还是容易遗忘某些重点内容或又心生困惑。《自助手册》最大的好处之一就是能为来访者在两次会谈期间提供复习治疗理念及相关解释的材料，或给予来访者指导。并且，它也可以在来访者体验强烈情绪的当下作为即时的参考。这对学习过程来说是非常重要的，因为回顾相关内容并及时使用所学技术，有助于人们更好地理解治疗理念并有效地应用这些干预措施。

供亲友使用

我们在美国波士顿大学焦虑及相关障碍治疗中心的研究表明，家人——尤其是伴侣——或朋友了解且参与到治疗中（在某些情况下需遵循治疗建议而定）是大有裨益的（Barlow, O'Brien, & Las, 1984; Cerny, Barlow,

Craske，& Himadi，1987）。比如，在一项针对伴有场所恐怖症的惊恐障碍来访者的研究中，经过 2 年的追踪，有同伴陪同治疗的那组来访者比没有同伴陪同的来访者有明显更好的疗效。类似的，钱布莱斯和斯特克蒂（Chambless & Steketee，1999）的研究表明，来访者的家属在治疗开始表现出对来访者越多不友好的态度，来访者最终的治疗效果越差。另一方面，非敌意的评判、对具体行为不含贬低意味的批评，则可预测较好的疗效。津巴格、李和尹（Zinbarg，Lee，& Yoon，2007）最近的研究也验证了同样的结果。

家人的参与有很多方面的好处。第一，如果家人能明白情绪障碍的性质和治疗的基本原理，他们也许可以帮助来访者克服回避行为。第二，这种理解有助于家人尽可能避免做出对治疗有害的行为，比如他们可能在无意识间顺应来访者维持回避的行为模式。第三，使家人了解相关信息，可以修正他们对于情绪障碍的误解，从而减少对来访者的不友好，培养了更多的同理心、理解力和同情心。当然，有些来访者不太愿意让伴侣和家人了解自己的问题，也不想让他们参与治疗。在这些情况中，你也许会希望与这些来访者谈一谈，了解他们对于和亲友交流自己问题的担忧，并讨论这样的交流可能带来的好处（和坏处）。尽管在通常情况下，无论在最开始还是在整个治疗过程中，家人或者朋友的参与都是有好处的，但这种做法有时确实不适合（比如，在有严重的夫妻矛盾时）。在这些时候，我们就不能鼓励来访者的另一半参与了。

作为预后材料

统一方案的《自助手册》可帮助来访者在治疗结束后有效地处理情绪问题。大多数来访者都会在治疗结束后的某个时间出现症状的反复，特别是在有压力的情况下。他们发现，此时重新翻阅《自助手册》的相关内容有助于控制自己的症状，并且能防止症状演变成全面复发。《自助手册》的第十三章详细列出了保持进步和预防复发的办法。对于很多人来说，《自助手册》还可以帮助他们在治疗结束之后取得更大的进步。随着他们不断应对新的挑战，并持续朝着在治疗中设定的目标努力前进，他们会在统一方案的《自助手册》中找到坚持的意义，并最终对治疗的概念有更深入的理解。

作为阅读任务

一些治疗师倾向于让来访者在会谈之前阅读《自助手册》的某些章节内容，这样他们就可以在会谈中对相关议题和任务展开更充分的讨论，并能回应来访者的问题。另一些治疗师则习惯让来访者在每次会谈结束后阅读相关章节，以便复习和巩固治疗中涉及的要点。我们通常遵循后一种策略，布置《自助手册》中相关的内容作为会谈后的作业。

发放形式灵活

有些治疗师不会在一开始就给来访者提供整本《自助手册》，而是分章节地阶段性发放。这样可以防止来访者跳到后面提前阅读，从而促使他有条理地学习这些治疗步骤。不过这样做会产生一个潜在的问题，就是最后当需要整合所有内容时，个别章节可能已经遗失了。这样手册就不完整了，也就难以在治疗后期或治疗结束之后作为来访者的参考资料了。此外，另一些来访者会发现提前阅读很有用，可以帮助他们理解前面的概念与后面的治疗过程之间的关系，从而对整个治疗项目有一个更宏观的了解。总体而言，来访者在阅读《自助手册》及思考其中的治疗理念上花的时间越多，他们对治疗进程的理解就越深，受益就越大。假如来访者在会谈中提及他提前阅读的章节，你就可以简单地引导他们把注意力放到当前的内容和接下来要完成的作业上。不论如何，如果治疗师更愿意将手册分成若干次发给来访者，我们也不反对。

会谈结构

与大多数认知行为治疗方案一样，每次会谈一般从回顾上次布置的家庭作业开始。这为你提供了一个简要回顾前次会谈内容的机会，并可联结起自上次会谈以来，来访者在一周里的体验。你还可以通过家庭作业来评估来访者的进展，并引入对本次会谈内容的介绍。在回顾家庭作业之后，就可开始进行对本次会谈的核心治疗理念的学习，并指导对治疗技术的练习。教学式讲授和互动式演练是每次会谈的主要内容。在每次会谈结束前，你需要帮来访者巩固本次学习内容，请来访者总结会谈要点及收获，并询问他们在会谈中是否有不舒服的体验。最后则是与来访者协商需要在下次会谈前完成的具体作业。

治疗师角色

治疗师的理想角色应该是一位合作者而非"权威者"。我们常常这样反馈来访者：我们是认知行为疗法的专家，来访者是他们自己人生经验的专家，而治疗需要将双方的专业意见结合起来。在整个治疗过程中，你都必须和来访者共同协作，以制订最有效的治疗计划。因为改变行为模式是艰辛的，只有获得来访者关于什么有效、什么无效的反馈，才能使双方共同设计的最行之有效的治疗计划得以实施。全身心地理解来访者的问题并与之建立起良好治疗关系的重要性是不言而喻的，这将为后续会谈奠定重要基石，促进治疗理念的导入，并成功地完成那些具有挑战性的治疗练习。

家庭作业和会谈外的练习

为了巩固在每周会谈中学到的治疗理念，在每次会谈后都要布置家庭作业，其中也包括练习的任务，以强化对新技术的掌握。研究发现，完成家庭作业促进了治疗技术的实际应用，并使治疗效果最大化。因此，很有必要向来访者说明以下内容。

1. 参加会谈并学习治疗理念是改变的基础。
2. 在现实生活中应用和实践所学理念会带来显著而持久的改变。
3. 每周都会给来访者指定《自助手册》中的工作表作为作业，这些工作表将用于下次会谈时对遇到的问题、挫折或阻碍进行讨论。
4. 通过将焦虑和抑郁（以及其他情绪）的变化记录在《自助手册》中的"工作表 3.5：**进展记录**"上，来进行监测，这有助于来访者评估他们取得的治疗进展。监测记录既能有力地强化治疗动机，又可作为会谈议题的重要素材。例如，让来访者看到治疗的进展并不是线性的，时而感觉到"退步"是完全正常的。

在每次会谈的最后，我们可以建议来访者阅读《自助手册》中与本次会谈内容相关的章节。此外，在完成了一个治疗模块后，如果有必要，可以让来访者继续练习本模块的家庭作业。比如，在来访者学习完模块 3 中的正念情绪觉察的内容之后，只要仍有情绪方面的困扰，他们就可在后续的治疗中继续练习正念方面的技术。

回顾家庭作业

从第二次会谈（或第一回把监测布置为作业的那次会谈）开始，以回顾来访者的家庭作业来开启每次会谈，不失为一个好办法。以这种方式开启会谈具有三个重要作用。

1. 以此为常规流程，强调了家庭作业是治疗获得最终成功的重要一环。如果来访者难以做到，则需马上解决这个问题，帮助他们找出在完成作业的过程中遇到的阻碍，并设计一个使他们能够坚持下去的计划。
2. 通过作业回顾，你得以纠正来访者对前次会谈中相关理念的错误理解或认识，也使来访者有机会提出疑问或表达顾虑。
3. 作业回顾也丰富了你关于来访者当前生活的资料库，便于就地取材，用于阐释后续的治疗理念。

来访者的承诺

为保证疗效，我们希望来访者能承诺参加每周的会谈并为此腾出时间，请他们把参加会谈和完成作业列为优先事项。这么做是因为整个疗程持续的时间其实并不算长，优先安排治疗事宜将令他们从中有最大化的获益，并有望成功地实现治疗目标。

处理来访者的矛盾和阻抗心理

在整个治疗过程中，最大限度地提高来访者的积极性和参与度，对于促进有意义且持久的改变至关重要。家庭作业的依从性和治疗的参与度一贯与疗效和症状改善的程度显著相关。我们在工作中最常遇到的一个困难是，来访者对投身治疗犹豫不决，面对家庭作业时也是如此。这是非常有挑战性的。当出现这样不愿遵照治疗流程的情况时，治疗师或许会假设来访者缺乏改变的动机。但与此同时，我们需在心里谨记以下重要提醒：在治疗中，来访者被要求去做他们过去难以完成的事情，去直面会引发强烈不适情绪的身体感觉和其他情境。统一方案的模块 1 就是经过专门设计的，旨在帮助来访者解决对做出改变犹豫不决的问题，进而激发改变的动机。它包括两个改编自米勒和罗尔尼克（Miller & Rollnick，2002）的练习，可在治疗开始时用于增强动机（见本书第六章）。

在动机增强方面的延展阅读

Arkowitz, H., Westra, H. A., Miller, W. R., & Rollnick, S. (2017). *Motivational interviewing in the treatment of psychological problems, second edition*. New York: Guilford Press.

Miller, W. R., & Rollnick, S. (2012). *Motivational interviewing: Helping people change*. Guilford Press.

Rosengren, D. B. (2009). *Building motivational interviewing skills: A practitioner workbook*. New York: Guilford Press.

第二部分

提供治疗

第五章 初始会谈：功能评估和介绍治疗项目

（对应《自助手册》的第一至三章）

概述

治疗的初始会谈是专门为了在情绪障碍的框架下，回顾来访者当前的问题或已有的诊断而设计的。你也需要通过本次会谈来确认来访者的情况是否适用于跨诊断模型。本模型侧重于应对频繁出现的强烈情绪及对这些情绪的厌恶和回避反应。如果适用，你就可以在本次会谈中向来访者介绍统一方案。

模块目标

■ 更好地理解来访者的困扰，将以下方面纳入跨诊断的概念化框架：

　　——不愉快的情绪体验；

　　——对情绪体验的厌恶反应／消极信念；

　　——为回避／抑制不愉快情绪进行过的尝试。

■ 向来访者介绍治疗计划和流程，强调持续性评估和完成家庭作业的方式及重要性。

所需材料

- **统一方案个案概念化工作表**，见本章末尾。
- "**工作表 3.1：焦虑量表**""**工作表 3.2：抑郁量表**""**工作表 3.3：其他情绪量表**""**工作表 3.4：积极情绪量表**""**工作表 3.5：进展记录**"，见《自助手册》的第三章。

回顾来访者目前的主诉

统一方案的治疗先从对来访者目前问题或诊断的简要回顾开始。在许多时候，来访者在转入本治疗项目前，已接受了评估访谈并确认了问题或诊断；若没有，本次初始会谈中进行的功能评估可补上信息收集的工作，并在统一方案的跨诊断框架下初步评估所呈现症状的性质。它将持续地贯穿治疗早期，第一步就是请来访者描述他们目前的困扰。这些描述可在你向来访者介绍统一方案的基本原理及主要治疗模块时，结合他们自身的例子进行说明。

功能评估及导入治疗原理

以我们的经验来说，在向来访者介绍统一方案的治疗原理的过程中，可以很自然地构建来访者困境的功能性概念化。基于此，我们建议在会谈进行时，可一边描述情绪障碍的特征，一边评估来访者情绪体验中相应特征的强度。下面是对这个过程基本内容的概述。填写本章末尾的**统一方案个案概念化工作表**，有助于你在会谈中或会谈结束后形成初步的个案概念化。

阐述治疗原理

我们从介绍统一方案的治疗原理开始。在此处及后面对来访者进行的心理教育中，我们建议使用来访者经评估而明确的问题作为例子，来阐释相应的理论要点。

在统一方案被开发出来之前，临床医生和研究人员就注意到，人们常因同时经受多方面困扰而求助，比如报告自己有焦虑情绪的来访者可能也在为抑郁问题而挣扎。我们还注意到，因一种疾病接受治疗的来访者过后因其他问题而回来求助的情况并不少见。反过来，一些来访者报告，在自己因某个问题接受治疗的过程中，他们的其他问题同时也有所改善！研究人员想了解，为什么这些不同的心理健康问题常同时发生，以及为什么解决某方面的问题有时对其他问题会有帮助？他们收集了不同心理问题症状的大量数据，发现这些疾病的核心非常相似——它们都有几个共同的特征。我们将这样一组类似的疾病统称为情绪障碍。

情绪障碍的特征之一：频繁且强烈的不适情绪

接下来是向来访者介绍情绪障碍的第一个共同特征，你可以使用与下面类似的说法。

情绪障碍究竟是什么样的呢？我将通过描述这些障碍的几个主要特征来回答这个问题，与此同时也想请你告诉我，它们是否符合你的情况。首先，与普通人相比，有情绪障碍患病风险的人会体验到更强烈、更极端、更频繁的情绪感受。这个特征表现为一条连续谱——有些人低一些，有些人高一些。处于最低一端的人，看起来无忧无虑，仿佛什么事都不会影响到他们的情绪。而处于最高一端的人非常容易受外界影响，更为情绪化，需要更多时间来冷静。那么，你会把自己放在这条连续谱上的什么位置呢？

通过这段谈话，大多数来访者会认为自己属于那一类有更频繁、更强烈情绪体验的人。你可以反馈这并不令人惊讶（例如，"这再正常不过了——有焦虑或抑郁困扰的人几乎都是这样"），然后可以指出这在本质上并不是一个问题（例如，"这不一定是坏事！很多人重视与情绪的联结，我也是这样，否则我很难成为一个好的治疗师；但同时，如果生活完全受情绪左右，会非常辛苦"）。

如果来访者并不认为自己是有频繁且强烈情绪体验的人，也不妨碍这部分的讨论。这也许是因为他们非常擅长回避引发不愉快情绪的情境，使他们不常经历强烈的情绪体验；或者可能只是因为他们的情绪困扰出现的频率不高（例如，只在像航空旅行这样不常见的情境中有问题）。无论如何，对强烈情绪的厌恶和回避都进一步维持了情绪障碍本身，这是情绪障碍的另一个主要特征。

至此，你可能已经通过来访者报告的特定情绪来构建具体的个案概念化了。需提醒的是，你不仅要评估与来访者所患障碍表现一致的情绪（例如，焦虑障碍来访者的焦虑情绪），还要评估他所有的消极情绪体验：焦虑、悲伤、愤怒、恐惧、内疚、尴尬和羞耻。询问这些情绪出现的频率、强度、持续时间，以及他们有多经常认为自己的情绪反应高于对该事件的正常反应（例如，为一次很小的挫折或失意伤心不已）。

情绪障碍的特征之二：对不适情绪的消极反应或信念

现在向来访者介绍情绪障碍的第二个共同特征，你可以使用与下面类似的说法来探索来访者对情绪体验的厌恶反应。

> 让我们谈谈情绪障碍的另一个重要特征。实际上，这个特征比前面提到的体验频繁且强烈情绪的特征更重要。我们发现，患有情绪障碍的人在这些情绪体验发生时容易有负面反应。一旦他们注意到这些不适的情绪出现，就会立即产生诸如"我讨厌这些感觉""我快崩溃了"或"我不应该有这种感觉"之类的自动想法。而这样的反应使我们生活中的情绪起伏变得更加令人痛苦；当我们因自己的感受而苛责自己时，通常会感觉更糟。这些有没有引起你的共鸣？

在谈话中试着评估来访者对自己情绪的厌恶、排斥、觉得危险或糟糕（比如可耻、愚蠢、表明性格差）的程度。来访者可能会描述对整体或部分情绪体验的厌恶。例如，患广泛性焦虑障碍的来访者可能会发现他们的担忧令人非常痛苦，一个社交焦虑的人或许会为在人际互动中声音颤抖或脸红而感到十分不安。在这段讨论甚至整个治疗过程中，请关注来访者对情绪体验或自己有这样的情绪做出的消极评价，比如，"这很危险""我无法忍受这种糟糕的感觉""我失控了"或"（会产生这种感觉）我真是太可笑了"。要注意，来访者通常会认为自己排斥的不是情绪，而是那个情境。然而，这种区分在整个治疗过程中是很重要的。例如，在有了性创伤后放弃性行为，可能是因为对与性相关情境的恐惧及对脆弱感的厌恶，而不是因为对性本身的排斥。另一个例子是，对战争有创伤后应激障碍的个体会回避巨大的声响，他们努力回避的也许是因巨大噪声而受惊所引发的沮丧、焦虑或羞耻感，而非认为这些噪声是危险的。

需要提醒的是，并非所有强烈情绪都伴随着厌恶反应，不要把所有对情绪的反应都归为会导致情绪障碍的循环。一个人可以很好地觉察、理解和耐受强烈甚至痛苦的情绪，且不认为它们将永远持续下去——这是一种健康的反应！例如，一个来访者可能会说，"当我回想起在战争中的经历时，感到焦虑是正常的"或"我没有得到自己非常想要的工作，但这份失望会激励我继续寻找下一个机会"。

同样重要的是，要意识到来访者可能会对积极情绪有厌恶反应。他们通常不会将它列入问题清单，甚至完全没有意识到这一点。然而，对于某些人的个案概念化来说，将对积极情绪的厌恶反应纳入考虑很有必要，它们同对消极情绪的厌恶反应一样，属于同一种不良的应对模式——回避。举例来说，感到开心时，下一秒就开始担心情况会有变化，担心自己不配感觉良好，担心开心过后会感觉更糟。一些来访者报告平静的状态会带来令人矛盾的不适感，因为它会引发人们对于放松警惕、不负责任或忘记某事的担忧。对另一半的爱或喜欢也可能触发对于被抛弃的恐惧感或者对于关系破裂的担忧。类似的还有在充满希望的同时，也会伴随着对于失望的忧心忡忡。

在探索对情绪的厌恶反应时，你也在帮助来访者识别厌恶反应对情绪本身的影响——使情绪变得感觉更强烈，更具威胁性，或者更难应对。你可以让来访者描述一下，当对自己的情绪做消极评价时会发生什么，以此来说明厌恶反应如何维持了不适的情绪，并传达出这些情绪令人无法忍受的信号。比如，当感到气短时对惊恐发作的担心会进一步唤起相关生理反应，从而加剧不适的感觉。这种"滚雪球效应"为在统一方案中处理针对情绪的厌恶反应提供了依据。

情绪障碍的特征之三：回避、逃离或控制情绪的行为

接下来，要评估是否存在回避情绪的行为，这包括任何能避免产生不适情绪或尽量降低来访者的不适程度的行为策略。回避情绪的行为包括以下几种。

1. 明显的情境性回避（比如，场所恐怖症来访者拒绝乘坐公交车，有污染观念的强迫症来访者拒绝握手）。
2. 情绪驱动行为（比如，在社交互动中感到焦虑时，找借口从聚会中离开）。
3. 细微的行为回避（比如，匆匆完成一项有压力的任务，限制含咖啡因的饮品摄入，以尽量降低自己对不适情绪的体验强度）。
4. 认知回避（比如，分散注意力，试图压抑自己的想法）。
5. 使用安全信号（比如，有同伴陪着才外出，一直随身携带药物）。

我们不建议在初始会谈期间就列举这些回避行为的变式，此处只是为了让你注意，在这把"保护伞"下有多种策略。通常，以最典型的使用回避策略的表现为例——明显的情境性回避或逃离——就足以让来访者明白。需要提醒的是，和厌恶反应一样，回避策略也可能直接针对情绪体验中的单个组成部分，例如，认知（比如，不看某种读物，因为害怕它会触发某些闯入性想法），或者身体感觉（比如，为避免心率加快而不敢快速上楼）。为了促进对情绪回避的讨论，你可以使用与下面类似的说法。

> 情绪障碍的最后一个主要特征是对情绪的各种回避倾向，这也是我们将尽全力改变的方面，正是这样的回避方式逐渐演变出了情绪的问题，使人们总是想去压抑或摆脱情绪，而不是容忍和接受它们。我们在前面讨论了消极的情绪体验有多难受，所以你想回避是很自然的。但从长远来看，这并不是一项有效的策略，当然我们会花一些时间来讨论这是为什么。不过现在，先让我们想想它是怎样作用在你身上的。我举几个例子，比如拒绝做让你感到焦虑的事，当你感到悲伤时远离他人，回避会唤起不愉快记忆的情境，喝酒让自己冷静下来，拖延让自己感到有压力的任务，或在与老板进行严肃对话时避免眼神交流。你能想到哪些自己回避强烈情绪的例子？或者当强烈情绪产生后，你是如何缓解的呢？

在上述讨论后，提醒来访者，之后将分别针对刚刚描述的每一个特征进行工作，并借此总结情绪障碍的特点：频繁且强烈的不适情绪体验，对情绪的厌恶反应或消极信念，各种回避情绪的行为。

文化因素的重要性

来访者的社会文化背景可能会影响他的症状表现，理解这一点是很重要的。例如，与欧裔美国人相比，在拉丁裔个体对焦虑的理解中，躯体不适更突出（如，Varela & Hensley-Maloney，2009）。此外，为确认一种行为对来访者来说是否具有适应性，也要考虑文化背景的影响。比如，许多有社交焦虑障碍的来访者发现，自己很难进行坚定自信的表达，他们可能需要通过对暴露任务的挑战来提升自信心。反过来，一些具有强烈集体主义价值观的来访者（如中国人、日本人）的行为可能会被欧美人认为是不自信的表现。这可能与社交焦虑无关，也可能加剧现有的社交焦虑。这些因素会影响特定文化背景下来访者的行为反应，或影响他们找到最有效的"替代行为"。因此，一个有帮助的做法是，了解来访者对他们希望增加或减少的行为的看法，并在评估每一种行为对来访者的情绪厌恶和回避反应的影响程度时，仔细考虑其触发因素、结果和维持机制。

展望未来：持续性功能评估和跨诊断个案概念化

评估应贯穿整个治疗过程，因为随着会谈次数的增加，对来访者身上情绪障碍特征的了解也会增加。并且，不是所有来访者在一开始都具备陈述自己的情绪体验的洞察力，尤其是在尚未了解情绪的功能和性质之前。因此，我们需要在后续的会谈中随时留意机会，进行个案概念化和评估的工作。《成人情绪障碍跨诊断治疗的统一方案应用实例》（Barlow & Farchione，2018）一书中有更为详细的例子。

疑难疏解：协助进行功能评估的问题

许多因素增加了功能评估的挑战性，比如高共病率、低洞察力、不明原因的意外导致症状被维持，以及来访者的高度情绪化。专栏 5.1 列出了一些问题，尤其是在对情绪障碍特征的描述似乎没有引起来访者的共鸣时，可参考使用。这些问题的设计是这样的：只要来访者的回答是肯定的，你就可以进一步问下去，来进一步澄清。

专栏 5.1　协助进行功能评估的问题

评估消极情绪频率和强度的问题

■ 你是否觉得自己比其他人更容易感到生气／焦虑／沮丧？

■ 你是否很难不去想那些让你心烦意乱、生气或者尴尬的事？

■ 你认为自己是一个忧心忡忡的人吗？

■ 你很难控制自己的脾气吗？

■ 是否有人注意到，在同一件事上，你的情绪似乎比其他人更强烈？

■ 当你感到不安时，是否需要比其他人更长的时间来平复情绪？

■ 你对事物的感受是否比其他人更强烈？

评估对不适情绪的消极反应或信念的问题

■ 你是否会因为特定的感受而自责，比如为了某些事情而感到难过？

■ 你是否会因为自己不理性的情绪而感到沮丧？

■ 当你开始感到紧张时，你是否担心焦虑的水平会不断升高？

■ 当你开始感到低落时，你是否觉得那可能会毁了你的一整天？

■ 你是否希望自己能全面摆脱消极情绪？

■ 你的某些想法／感受／症状是否会让你感到害怕？

■ 你有时会感到自己的情绪无法控制吗？

评估为控制或改变情绪所做的回避性行为的问题

■ 你是否倾向于回避或者推延做某些让你感到焦虑的事？

■ 你是否倾向于回避某些让你感到不舒服的情境？

■ 当你心情不好或者情绪低落时，你是否会回避做一些事？

■ 你是否会尝试不去想让你心烦的事？

■ 你有时是否会通过转移注意力来应对不舒服的情绪？

■ 有没有你想要去做的事，却因为担心感受到焦虑、悲伤或沮丧之类强烈的情绪而无法去做？

■ 你是否尝试过做某件事来摆脱消极情绪？

■ 你是否尝试过做一些事情来避免感受到特定情绪？

向来访者介绍本治疗项目

在完成了对情绪障碍的讨论和对来访者当前问题的功能评估之后，你将向来访者介绍治疗方案及治疗模块。之所以有意地将这部分放在描述情绪障碍之后进行，是为了让来访者注意到统一方案如何改变了对于不适情绪的厌恶反应和回避模式的应对。

正如本书第一部分所述，本治疗项目的目标是帮助来访者学会更好地理解和耐受他们的情绪体验，将自己锚定在当下的情境中，并改变为应对不舒服的情绪体验而使用的非适应性策略。在向来访者介绍本治疗项目时，我们发现，清楚地传达治疗的理念是非常有帮助的，即治疗的目标并不是消除恐惧、焦虑、悲伤、愤怒等情绪。事实上，消除这些情绪是无益的，因为当情绪以一种功能性和适应性的方式产生时，会为我们提供很多重要的信息。相反，本治疗项目的重点是让人们更清楚地认识和理解情绪体验，以及对这些体验的反应是如何导致症状的产生和维持的。在治疗中，还要帮助来访者梳理诱发不舒服情绪的所有线索，其中可能包括积极和消极的事件，并教他们以更具适应性的方式应对情绪触发因素。

沟通了上述内容后，可继续对治疗模块进行更具体的描述，重点介绍治疗中的相关模块能如何帮助来访者克服之前讨论过的情绪困扰。运用本书第一章和第四章中的内容，帮助来访者理解治疗的主要目标，并概述来访者在治疗期间将学习的核心治疗技术。以下是如何进行本次会谈剩余部分的示例。如果可以，最好用上来访者自身的例子（例如，"练习认知灵活化正好是一个机会，来拓宽你对参加员工会议的看法，这样会议就不会总让人感到这么有压力了"）。

我们已经讨论了这种治疗方案的基本原理，接下来就说一说我们之后会做些什么。下一周，我们将共同梳理出你希望通过治疗获得改变的理由，以及可能会面临哪些挑战。然后，我们会设置具体的目标来引导治疗的方向。我们会探索情绪的有用之处，学习情绪体验的不同成分，了解它们在触发情境中的相互影响及造成的结果。接下来，我会教你一些技巧，让你更容易接受自己的情绪。后面则是对情绪体验的各个部分进行工作：分别是你的想法、你有强烈情绪时的身体感觉和情绪性行为。我们将会学习一种叫"认知灵活化"的技术，能让你在面对情绪性情境时进行更全面的思考。在行为方面，我们将尝试练习贴近情绪的行为，而不是回避或者逃离情绪。我们还将练习提高你对身体感觉的耐受度，否则身体上的不适会让人觉得情绪更难以承受。学习完所有技术后，我们将花大量时间在现实生活里付诸实践。我们会有意识地体验强烈的情绪，并练习以健康的方式应对它们。这就是所谓的"情绪暴露"，这是非常重要的一课，你会了解自己应对情绪的真正能力，而不再逃避它们。这也是培养我们一直在讨论的悦纳情绪的最好方法。在整个过程中，你需要在会谈间隔期间练习我们学到的技术。在治疗的最后，我们将制订一个持续练习的计划，帮助你在治疗结束后继续做"自己的治疗师"，直到你能熟练地掌握所有技术。

初始会谈的最后一部分是讨论本书第四章和《自助手册》第三章的内容。

具体来说，你需要介绍治疗的一般设置（如每周一次的频率，每次会谈时间为 50～60 分钟）和大致的流程，包括持续性评估和安排会谈间练习及其重要性。因此，你还将介绍**焦虑量表、抑郁量表**，以及可以选做的监测内疚、生气和羞耻等情绪的**其他情绪量表和积极情绪量表**。这些各含五项问题的简短问卷可用来了解过去一周强烈情绪的严重程度和造成的功能受损程度。此外，你还将介绍"工作表 3.5：**进展记录**"，来访者需要用它持续记录情绪体验并评估治疗进展。这些工作表都可以在《自助手册》的第三章中找到。

作为这部分的一个重点，你需要强调主观监测和客观监测之间的不同。人们总是习惯用评价性的主观描述来提及情绪（"那次惊恐发作太可怕了。它还会永远持续下去！"）。这样不仅会进一步视情绪为威胁，而且往往会掩盖情绪体验的真实情况（例如，不舒服的情绪终会消退，不会永远维持在痛苦的顶峰）。因此，你应该鼓励来访者学习从客观的角度看待他们的情绪体验。**焦虑量表、抑郁量表、其他情绪量表和积极情绪量表**提供了一种客观监测的方法，让来访者反思在过去一周中，他们的情绪实际上对日常生活造成了多大的影响，而不仅仅在感觉到痛苦时才去关注情绪。此外，在**进展记录**（《自助手册》中的工作表 3.5）上追踪每周的量表数据还可以作为一种提醒，看到治疗进展不一定是线性的，从而促使来访者即便经历了症状的加剧，或者当前的练习特别具有挑战性，依然能够保持坚持下去的动力。

统一方案个案概念化工作表

统一方案个案概念化　　　　　　　　　　　　　　　来访者：_____

当前问题

强烈的不舒服情绪

厌恶反应

回避的行为策略

明显的情境性回避／逃离：

细微的行为回避：

认知回避：

安全信号：

治疗计划：核心治疗模块的重点／应用

模块 3：

模块 4：

模块 5：

模块 6：

模块 7：

"统一方案个案概念化工作表" 示例

统一方案个案概念化　　　　　　　　　　　　　　　　来访者：_____

当前问题

- 难以按时完成工作任务
- 与同事交往时容易"想太多"
- 参加会议时感到焦虑
- 不满意自己的社交圈

强烈的不舒服情绪

- 焦虑：人际互动（工作中）
- 恐惧：害怕开会时出现尴尬的情况
- 悲伤：缺少朋友

厌恶反应

- "当我工作压力大时，任何事都没法完成"
- 害怕会脸红
- "没有朋友是我的错，为此感到难过太愚蠢了"

回避的行为策略

明显的情境性回避／逃离：拒绝主持会议的机会，早早离开工作场合，不愿与老朋友联系

细微的行为回避：拖延工作任务，与同事谈话时避免眼神交流，仓促完成演讲

认知回避：感到孤独时开始看电视，用小睡让自己停止担忧接下来的演讲

安全信号：只有和姐姐在一起时才会出门社交

治疗计划：核心治疗模块的重点／应用

模块3：练习不对缺少朋友的事做自我评判，在家担忧工作时锚定当下

模块4：对在工作中犯错的结果进行去灾难化，重新评估被老朋友拒绝的概率

模块5：练习替代行为（如放慢演讲节奏）

模块6：脸红的内感性暴露（通过揉捏脸颊，喝热饮，穿厚外套），之后可与公开演讲暴露相结合

模块7：情绪暴露——给老友致电，在工作中发言，立即开始处理工作任务

第六章

模块 1：设定目标和维持动机

（对应《自助手册》的第四章）

概述

本模块的目标是最大限度地提高来访者改变的意愿和参与治疗的动机。和来访者一起厘清其治疗目标，并讨论改变和保持现状分别带来的收益与代价。本模块提供了两种练习用于增强参与此类治疗项目的动机，这些练习也可在整个治疗过程中根据需要随时进行回顾。

模块目标

- 讨论动机对于治疗效果的重要性。
- 帮助来访者设定具体的治疗目标。
- 协助来访者设定达到治疗目标的具体步骤。
- 帮助来访者探讨改变和保持现状的收益与代价。

所需材料

- "工作表 4.1：**治疗目标**"，见《自助手册》的第四章。
- "工作表 4.2：**决策权衡**"，见《自助手册》的第四章。
- "工作表 3.1：**焦虑量表**""工作表 3.2：**抑郁量表**""工作表 3.3：**其他情绪量表**"（可选）和"工作表 3.4：**积极情绪量表**"（可选），见《自助手册》的第三章。

动机和承诺

正如本书在第四章中提及的，动机和承诺对于开始接受认知行为治疗的来访者是非常重要的。我们发现，在介绍完治疗进程后接着探讨一下治疗动机很有必要，因为很多来访者当听到要做这么多的练习时，会怀疑自己完成整个治疗的能力。我们常常会以"确实有很多来访者对治疗前景感到畏惧"之类的表述来展开对治疗动机的讨论。我们会告知他们，取得治疗成功的最重要的决定性因素之一，就是进行改变和参与治疗的持续动机。我们需要让来访者明白，动机在治疗过程中会时增时减。不过我们发现，从一开始就关注动机能有效地预防它在未来的波动。

你可以通过两项动机练习来提高来访者改变行为的意愿与动机。一是练习设定治疗目标：在这个练习中，来访者得以阐述他们的治疗目标，并在治疗师的指导下将目标具体化。二是练习决策权衡：在这个练习中，来访者学习权衡做出改变和维持现状的好处与坏处。

澄清主要问题并设定治疗目标

　　基于在初始会谈中进行功能评估（见本书第五章）时收集的信息，你可以帮助来访者澄清他们希望通过治疗解决的主要问题。一些来访者能在开始进入治疗时就清楚地意识到自己的情绪体验如何造成了生活中的明显问题，但多数来访者在治疗初始时，在自身的问题及希望治疗为他们带来哪些改变方面，尚认识模糊。澄清主要想解决的问题（详见《自助手册》的"工作表4.1：治疗目标"）会帮助你和来访者更好地聚焦干预的重点。鉴于不同来访者的主要问题各异，进行澄清也有助于制订因人而异的干预计划。

　　一旦明确了主要问题，我们就要开始设置具体且实际的治疗目标。这样做也可增强来访者对于成功实现改变的信念，即自我效能感。研究一致表明，设定目标是成功地改变行为的最有效方法之一。"目标"是指个体希望在未来达成或避免发生的状态或事件。比如，与来访者主要问题相对应的目标可能包括"感觉不那么焦虑"或"交更多朋友"。通过帮助来访者设定具体详细且可操作的目标，可以极大地增加他们成功改变的机会。虽然"减少焦虑"是一个常见的目标，但这个目标是概括性的，难以量化。请来访者描述可参照的行为或表现，可反映"感觉不那么焦虑"的状态对他们来说是什么样子的。具体的行为目标可能包括"能参加工作会议"或"提交五份工作申请"。这样的讨论还将有助于修正符合实际的治疗期望，例如，合理化来访者对情绪体验的认识。由于许多来访者寻求治疗是为了消除不舒服的情绪体验，而人类对情绪的感知是与生俱来的（有关情绪的功能，见本书第七章），因此这个目标不仅不切实际也与治疗理念相悖。切实可行的目标可以设置为"在演讲时学会耐受强烈的情绪体验"。鉴于此时尚未具体讨论情绪的性质，可以先参照治疗原理来设定目标。"工作表4.1：治疗目标"的完整示例可以在《自助手册》的附录 B 中找到。

　　在治疗开始时，明确主要问题和治疗目标并在治疗过程中进行回顾，将使来访者对自己取得的治疗进展有更客观的了解。此外，治疗原理可直接关联来访者的主要问题和目标。在整个治疗过程中定期回顾治疗目标也将为会谈提供明确的重点和结构。

治疗师备忘录

来访者的一些目标可能在几小时内就实现了（例如，"今晚去健身房"），而另一些目标或许需要更长的时间才能达成（例如，"结交更多的朋友"），还有一些目标则可能需要他们付出持之以恒的努力。每个人都有可以在不同的时间框架内实现的目标。研究表明，为改变行为设定具体详细且可操作的目标，可以大大提高成功改变的机会。因此，把目标定为"今晚去健身房"比"在生活中感到更满意"更能促进行为的成功改变。通过填写《自助手册》中的"工作表 4.1：*治疗目标*"，可以帮助来访者先确定大体的治疗目标，随后设定更具体可控的步骤去实现它们。我们通常建议，可在会谈中指导来访者从中选择至少一个主要治疗目标进行分解，然后把对于其他目标的具体设定和步骤分解留作家庭作业，并在下次会谈开始时简要地进行讨论。

建立动机——"工作表 4.2：决策权衡"

该练习旨在通过探索保持现状和做出改变的好处与坏处，来帮助来访者直面改变的矛盾心理（见《自助手册》第四章的"工作表 4.2：*决策权衡*"）。来访者在了解了治疗进程及要学的全部技术和练习后，可能会觉得自己难以真正完成整个治疗，自然会触发犹豫心理。即使是高治疗动机的来访者，在治疗过程中也会有治疗动机的波动。情绪障碍的性质表明，焦虑和抑郁症状本身就带着矛盾性，正如来访者多少都能意识到这些症状对他们的生活产生了负面影响，但即便是可能的，来访者想要自行做出改变还是比较困难的。举例来说，强迫症来访者可能会意识到其强迫行为是过度的，但同时也认为如果不做这些强迫行为，就会发生不好的事或产生灾难性结果（强迫思维的内容）。同样的，广泛性焦虑障碍来访者可能会因过度担忧而痛苦，但同时也认为担忧能为他们焦虑的事提供一定的掌控感。所以，这种矛盾心态本就属于行为改变过程中的自然组成部分。可尝试的解决方法是通过放大来访者的现状与其理想或期望之间的差异，促使矛盾的天平朝着改变行为的方向倾斜。米勒和罗尔尼克（Miller & Rollnick，2002）贴切地将这一过程描述为"建立差距"[①]。从本质上讲，如果一个人认为自己目前的行为与其重要的个人目标或价值观相冲突，改变行为的可能性就会增加。

　　请使用"工作表 4.2：**决策权衡**"帮助来访者识别改变的好处与坏处，以及保持现状的好处与坏处。正如本章的案例片段所示，一些来访者不太能识别做出改变的"坏处"。毕竟，他们来做治疗就是为了做出改变。事实上，帮助来访者识别潜在的矛盾根源，并在他们目前的生活方式和理想的生活方式之间建立差距是非常重要的。如果引导得当，这个练习会自然而然地引发对使用本治疗方案的"动员式"讨论，使来访者做出改变的承诺，并成为实现其短期和长期治疗目标以及在总体上发展出更理想状态的手段。"工作表 4.2：**决策权衡**"的完整示例可以在《自助手册》的附录 B 中找到。

治疗师备忘录

　　一些来访者会急于跳到他们认为更有帮助或技术性更强的治疗部分。但是，尤其是在治疗初期动机比较高时，向来访者解释为什么需要花时间评估改变的好处与坏处，会对后续治疗有帮助。此时分析出的接受治疗并进行改变的坏处，往往预示

[①]　"建立差距"一词来自动机式访谈技术，想了解得更多，可参见动机式访谈的相关书籍。——译者注

着来访者到治疗后期可能出现的干扰事项。此外，尽早进行这样的讨论，来访者可以尽早了解动机的起伏，从而在这方面出现问题时，更愿意在治疗中提出来加以讨论。

家庭作业

- 填写"工作表 4.1：**治疗目标**"，在表中列出所有治疗目标；如果目标已全部在会谈中得以确认，则从中选择一个未展开讨论过的目标，写出实现目标的具体步骤。
- 指导来访者通过完成"工作表 3.1：**焦虑量表**"和"工作表 3.2：**抑郁量表**"（以及他们可能也在使用的"工作表 3.3：**其他情绪量表**"和"工作表 3.4：**积极情绪量表**"），来开始监测治疗进展。

案例片段

案例片段 1

下面是一段治疗师与来访者的对话，呈现了他们共同合作完成设定治疗目标和分解步骤的过程。

来访者：嗯，我真的很想交更多的朋友。

治疗师：好的，这太棒了。那么当你实现这个具体目标时，它会是怎样的呢？你会做些什么样的事情？

来访者：嗯，我想我会更频繁地使用社交软件与别人联系，也许会和公司的同事外出，让朋友过来吃晚饭，或者在我家举办派对；而不再是当有人叫我在周六晚上一起做点什么时，选择待在家里。

治疗师：好的，你非常详细地描述了这些目标，都是你在治疗中可以为之努力的。那么，有哪些可操作的步骤能达到这些目标呢？

来访者：我不确定。我猜我可以问一些人要电话号码或者社交软件账号？

治疗师：这听起来是一个不错的主意。那么在这之前你会做些什么，好让你能够完成这个步骤？

来访者：好吧，我想我可以从在公司或健身房里与人闲聊开始。

案例片段 2

在下面这段治疗师和来访者的对话中，他们一起分析了做出行为改变（比如参与治疗）的好处与坏处，并一起完成了"工作表 4.2：*决策权衡*"。

A 部分

治疗师：好的，让我们一起来看看保持现状有哪些好处？你能想到哪些呢？

来访者：我觉得没有。我不认为保持现状会有什么好处。

治疗师：嗯，有这种感受不奇怪。但是，在开始治疗之前，你觉得有什么在阻止你做出改变？

来访者：要想改变，需要做的事情太多了。

治疗师：改变一个人的行为确实很困难，特别是我们多年来形成的习惯。

听起来，保持现状的一个好处似乎是：这样做更容易。保持现状还有什么好处呢？

B 部分

治疗师：保持现状有哪些坏处？

来访者：哦，那太多了！我是说，我有很多想做的事情现在都不能做，比如和朋友一起出去旅行。

治疗师：所以，坏处是你无法出去旅行，也无法和朋友相处。你还能想到其他坏处吗？

来访者：主要是那些我因惊恐而不能做的事情。

治疗师：你刚才提到保持现状的一个好处就是这样更轻松。那么你觉得，如果尝试管理自己的惊恐发作，你需要做多少事呢？

来访者：有太多事要做了。事实上，警惕那些可能让我惊恐发作的情境已经让我焦头烂额了。

治疗师：听起来，保持现状似乎需要你付出很多精力和努力。

疑难疏解

在与来访者一起回顾"工作表 4.1：*治疗目标*"时，确保他们确定的目标合理且可实现是很重要的。来访者有时会在列出目标的具体步骤方面遇到阻碍。确保他们在工作表 4.1 "*完成必要的步骤*"一栏写下的步骤是可实际操作的。正如本章案例片段 1 所示，治疗师应对这个问题的方法是引导来访者想出中间步骤，从而朝着实现结交更多朋友的最终目标努力。除了为来访者示范问题解决或目标设定的过程外，治疗师还通过鼓励来访者尝试进行问题解决来增强其自我效能感。

　　当与来访者一起回顾"工作表 4.2：**决策权衡**"时，我们需要确保来访者已经诚实地分析了做出改变和维持现状的所有好处与坏处。正如本章案例片段 2 的 A 部分所示，来访者通常会想不出做出改变的坏处，或是维持不变的好处。然而，让来访者意识到维持不变确实有好处是十分重要的，而且在治疗早期识别这些潜在的阻碍，有助于来访者自己在治疗过程中保持这方面的觉察。当你分析了维持不变的潜在好处之后，分析其坏处也是十分必要的。你同样可以通过使用来访者所想到的内容，来帮助他们发现更多的维持现状的坏处，正如本章案例片段 2 的 B 部分所示，治疗师帮助来访者识别自身的矛盾心态，并启发来访者找到反对保持现状的更多理由。这一技术有助于克服来访者心里的矛盾，持续地强化其治疗动机。

第七章

模块2：理解情绪

（对应《自助手册》的第五至六章）

概述

模块 2 提供了关于情绪的功能性和适应性的心理教育，并帮助来访者提高对情绪反应模式以及潜在的维持因素（例如，常见的触发因素、环境突发事件和／或回避的维持作用）的觉察。通过关注情绪的三个主要核心成分（想法、身体感觉和行为），来访者将学会如何监测或者追踪情绪。

治疗师备忘录

你可以通过不少于 2 次会谈来涵盖模块 2 的内容。但是，如果你选择在 1 次会谈中完成本模块，那么《自助手册》第五章和第六章的家庭作业加起来就有点太多了。在这种情况下，应该使用"工作表 6.1：情绪反射弧"来监测情绪体验，而不再是"工作表 5.1：情绪的三成分模型"。

模块目标

- 帮助来访者更灵活、更准确地理解情绪及其功能。
- 帮助来访者提升在情绪发生时对它的觉察，尤其是想法、身体感觉和行为之间的相互作用。
- 帮助来访者开始识别情绪体验的触发因素和他们对这些情绪的反应，以及这些情绪反应的短期和长期结果。
- 帮助来访者了解情绪体验如何影响正进行着的和将来的行为。

所需材料

- "工作表 5.1：**情绪的三成分模型**"，见《自助手册》的第五章（如果在不少于 2 次会谈中完成本模块，请使用此工作表）。
- "工作表 6.1：**情绪反射弧**"，见《自助手册》的第六章。
- "工作表 3.1：**焦虑量表**""工作表 3.2：**抑郁量表**""工作表 3.3：**其他情绪量表**"（可选）和"工作表 3.4：**积极情绪量表**"（可选），见《自助手册》的第三章。

回顾家庭作业

与之后进行的所有会谈一样，我们会先从回顾来访者完成的家庭作业开始。你可以先讨论来访者使用焦虑量表和抑郁量表（以及他们可能也在使用的**其他情绪量表和积极情绪量表**）监测情绪的情况。然后查看自上次会谈以来，来访者添加到"工作表 4.1：**治疗目标**"中的任何其他目标。如果来访者没有使用上述量表来评估情绪分数，请花几分钟时间收集并记录其焦虑和抑郁的评分。解决不完成家庭作业的问题在治疗早期是非常重要的。需要讨论阻碍完成作业的因素，并通过头脑风暴找到完成下一次家庭作业的方法。同时，重申家庭作业对于学习如何应用治疗技术的重要性。

心理教育——情绪的本质

情绪有适应性功能

很多来访者寻求治疗的目的是摆脱无法忍受和不想要的消极情绪。在对他们正经历的痛苦表达共情的同时，还有必要对情绪体验的功能性和适应性进行心理教育，以进一步夯实来访者对统一方案治疗原理的认识。请记住，这种治疗模式的首要目标是学会更好地耐受强烈的情绪体验并有适应性地进行反应，而不是直接控制、压抑或者回避它们。本模块包含的心理教育不仅能提供有关情绪体验的基本信息，还能提高来访者未来练习有挑战性的治疗策略的意愿。

在进行这一部分的讨论时，我们需要强调情绪本身的重要功能，这是不可忽视的。常见的几种功能性情绪（例如，恐惧、焦虑、抑郁和愤怒）能提醒我们注意重要的内外部事件或情境，并促使我们做出行为反应。因此，无论是积极情绪还是消极情绪，即便是那些令我们觉得不舒服或不愉快的情绪，都是重要且在本质上必不可少的。来访者首先要学会观察自己的情绪体验，并考虑其功能。

为解释情绪的适应性和功能性，你可以与来访者讨论《自助手册》的第五章提供的对于情绪的定义和例子。因为很多来访者也许不认为那些情绪（恐惧、悲伤、焦虑、愤怒和内疚／羞耻）在他们的生活中起着积极的或功能

性的作用，反而觉得这些情绪妨碍了他们的生活。此外，同样需要讨论积极
情绪（如快乐、兴奋和自豪）的适应性和功能性。最后，为了进一步说明，
你还可以询问来访者，曾几何时，"消极"情绪对他们有益或有所帮助的例子。

治疗师备忘录

如果来访者很难识别不舒服的情绪在自己的生活中具有适应性的例子，你可
以通过举出来访者在最初的功能评估中与你分享的情绪例子，来帮助来访者建立起
联系。

理解情绪——情绪的三成分模型

帮助来访者改善情绪的第一步是帮助他们了解自己的情绪反应。来访者
常常报告自己体验到的强烈情绪像一大团"乌云"，很难确认这些情绪究竟在
试图传达什么样的信息（关于周围环境、情境等）。这会导致人们认为自己的
情绪是不可控的、非理性的或者无缘无故的；反过来，人们将更频繁地尝试
直接压抑或者阻止这些（看似毫无意义的）情绪的发生。事实上，情绪体验
可以分解成三部分——想法、身体感觉以及行为（或者行为冲动）。通过把情
绪分解成小的成分，来访者便可评估他们的情绪是如何对内部或外部刺激做
出反应的，让他们体验到情绪是可管理的，就不会那么无法承受了。这样的
心理教育也使来访者得以理解情绪成分之间互为因果的相互关系，以及这些
相互作用是如何长期维持了情绪问题的。

情绪的三成分如下所述。

1. **想法**：我们对任何特定体验的思维方式都会影响我们对此体验的感受，

为了更好地理解想法在情绪体验中的作用，应鼓励来访者在情绪高涨时识别自己的想法。以下问题可能有助于来访者更多地思考他们在情绪体验中产生了哪几类想法："当感觉自己的情绪变得抑郁或焦虑时，你注意到了脑中的哪些想法？""当感觉开心时呢？"

2. **身体感觉**：每一种情绪状态都有相应的生理反应。为了说明身体感觉在情绪体验中的作用，你可以询问来访者以下问题："当你感到兴奋时，有哪些身体感觉？""当你感到恐慌时，有哪些身体感觉？""在不同的情绪状态下，是否有类似的身体感觉？""抑郁或者悲伤时的身体感觉是怎样的？""疲劳或者肌肉紧张时的身体感觉又是怎样的？"

3. **行为／行为冲动**：情绪会促发行为的变化。行为是我们正在进行的动作或我们有冲动做出应对情绪状态的行为反应。人们通常会不假思索地对某种感受做出反应，这是因为我们的身体似乎"知道"应对这些情况的最佳方式。为了解释这个部分，你也许需要给来访者提供一些例子。比如，抑郁的人多数会整天躺在床上，或者只是看电视，因为一想到要出门"面对"这一天，他们就会感到难以承受。有社交焦虑的人，如果突然发现自己置身在一群需要互动的人之中，就可能迅速离场，以避免这些可怕的社交互动。

在介绍这三个成分时，还需引导来访者看到其中某一成分是如何影响另一成分的，好使他们明白三者间互相影响的关系。下面以一位名叫约翰的来访者为例。

约翰报告，在公司与老板进行了一次谈话后，他产生了以下焦虑和自嘲的想法："我刚才表现得像一个白痴""我问了愚蠢的问题""我本应该更好地掌握资料"。在帮助约翰识别他在这个情境中的情绪体验的三成分时，治疗师用约翰已报告的想法来引导他思考其他两个成分。治疗师问："当你这样想的时候，你有没有注意到身体的感觉有什么变化？"约翰回应，当在脑海中回想起与老板的对话时，会感到肾上腺素飙升，造成体温升高，还有一些轻微的不真实感。反过来，这些感觉又引发了他更多的消极想法，从而加剧了身体反应，如此循环。很快，约翰就体会到了"异常的疲惫和焦虑"。在那之后，他就选择了停止与老板对话（行为），这让他感觉平静了一点（心率慢下来，身体感觉发生变化）。接着，他认为"我是一个失败者，连这样简单的对话都没办法进行"（这是由他退出谈话的行为触发的认知）。

使用"工作表 5.1：情绪的三成分模型"

在治疗过程中，我使用《自助手册》第五章中的"**工作表 5.1：情绪的三成分模型**"来帮助来访者识别其情绪的三成分，这是很有用的。

在会谈中使用这个工作表时，你应该仔细向来访者询问关于每个成分的信息，同时还要讨论这些成分如何相互作用，从而导致情绪变得强烈。情绪的变化往往发生得非常快，常被来访者描述成自然而然产生的或习惯性的。我的一位来访者曾形容他的情绪像坐过山车，从 0 分一下就涨到了 60 分。同样，这样的想法会导致来访者认为自己的情绪体验总是过于强烈或者无法控制。我们可以这样问："有情绪时，你最先注意到的是什么呢？"或"是什么让你开始感到焦虑？"顺着他的回答，指出情绪反应可能源自一个主观的想法（比如，"我没有做好工作"），或者是一种身体感觉（比如，注意到呼吸急促），又或者是一种行为（比如，踩了别人的脚）。向来访者解释，将情绪分解成不同的成分有助于他们更好地理解自己情绪的产生和发展过程。此外，这样的解释过程通常会引发关于如何在情绪反应的当下实时地进行适应性调节的讨论，进一步强化治疗的基本原理，为后续干预模块打下基础。

识别和跟踪情绪体验——情绪反射弧

帮助来访者理解其情绪体验的另一个重要步骤是更好地了解它们是在何时、何地、为什么发生的和怎样维持的，这有助于降低情绪体验的强度并减少不适感，使它们更易于管理。这意味着来访者要开始仔细地观察自己的情绪并进行监测，记录在情绪产生的一瞬间以及之前和之后发生了什么。

识别"情绪反射弧（ARC①）"旨在向来访者介绍监测情绪体验的过程，使他们更能理解在产生情绪体验期间的状况。这能使来访者对情绪体验的反应更具适应性和现实性。在治疗的这个时间点，来访者尚未有情绪体验的改善，虽然随着有意识地觉察和监测工作，情绪可能会有一些变化。但我们在这个阶段的目标只是简单地自我监测情绪体验，并对这些体验发生的背景有更多的了解。

要向来访者介绍"工作表 6.1：情绪反射弧"，就需举例说明情绪反应的短期和长期结果，正如《自助手册》第六章举的例子一样。下面通过对相关概念的介绍与应用实例，讨论情绪反射弧的各个方面。

- 情绪不是凭空而来的，尽管有时你可能觉得就是这样的。每种情绪体验都是由一些事件或情境触发的，然后个体做出反应，而这些反应又会反过来产生相应的结果。有些情境下的触发因素难以识别，但通过反复练习可以提高识别能力。

- 在情绪反射弧中，"**诱因**"是指触发情绪体验的事件或情境。触发因素可以是刚刚发生的事情，也可以是当天早些时候发生的事情，甚至可以是一周之前发生的事情，你可以参考《自助手册》第五章中的例子来帮助

---

① ARC 是 antecedents（诱因）、responses（反应）和 consequences（结果）的缩写，英文单词 arc 也有弧形的意思。——译者注

来访者理解。例如，一位女士收到了朋友发来的短信，取消了他们的晚餐计划，而她在早上与爱人刚闹了不愉快，与爱人的争吵经历可能会影响她此时思考和处理与朋友的相处。她倾向于认为自己很"别扭"，且认为她的朋友也同意这种评价，并觉得这是取消晚餐的原因。然而，如果没有发生早上的争吵，她可能就不会有相同的想法。在这种情况下，诱因既包括即时事件也包括非当下发生的事——例如，收到朋友取消晚餐的短信（当下）和当天早些时候与爱人争吵（非当下）。当与有创伤后应激反应的来访者一起工作时，让来访者明白这一点是很重要的。来访者的一些经历可能已经过去很久了（例如，曾经历过危及生命的情况），只要它会加剧现在的情绪体验（例如，在类似的环境中，担心自己的安全），我们就把它视作一个诱因。

治疗师备忘录

　　对于有闯入性、不必要想法或画面的来访者来说，一种有用的做法是，将闯入性想法或画面理解为诱因，并识别对这种闯入性想法的反应和结果。例如，一位来访者报告，在出现与性相关的闯入性画面时，他会有强烈的羞耻感。这些不舒服的画面让他产生了"我是一个糟糕的人"的想法，并伴随着肌肉逐渐紧张的身体感觉，促使他采取一些行为策略，如用愉快的想法来中和不舒服的想法。这时，可帮助来访者分析这种反应带来的短期结果和长期结果。

- 在情绪反射弧中，情绪**"反应"**包括了情绪体验的三个主要成分：想法、身体感觉和行为。如前所述，来访者最初可能很难识别他们在这三个方面的所有反应，你可以通过情绪的三成分模型来提醒他们。
- 在情绪反射弧中，情绪反应的**"结果"**既有短期的，也有长期的。在通

常情况下，帮助来访者理解短期和长期的结果是非常重要的。对于有情绪障碍的来访者来说，情绪性行为的短期结果基本是负强化（例如，使不舒服的情绪立即减少），因此来访者在将来会再出现类似的行为。例如，个体因为社交焦虑而提前离开派对，这种行为会使焦虑情绪立即减少，因此未来会更频繁地出现这样的回避行为。同样地，有闯入性担忧想法的人，可以通过反复的检查行为来立即缓解由担忧引发的焦虑情绪。然而，这两种情况导致的长期结果也很明显。在第一种情况下，提前离开聚会或根本不参加聚会的行为模式会造成孤独感和隔离感。在第二种情况下，检查行为强化了担忧想法必须通过检查来中和的信念，进而可能会发展成更为耗时的反复检查，不断增加出门所需的时间。

此处，讨论的重点是让来访者看到自己的情绪反应造成的所有结果——短期的积极影响和长期的消极影响。它们之间相互冲突，正如来访者在自己想要过的生活和当前受痛苦情绪困扰之间的矛盾。

治疗师备忘录

在治疗的这个阶段，没有必要改变来访者正在进行的任何情绪回避行为，后面的模块将更详细地讨论如何改变情绪性行为。此时，最好是简单地向来访者反馈，这些行为的短期结果是带来当下情绪强度的下降，并提醒来访者，从长期来看，这些并非有效的行为策略。这样可以建立来访者的心理差距，增强他们改变的动机。例如，你可以问："这个方法有多么有效呢？"或者"这个方法对你有用吗？"

理解情绪和行为：习得性反应

本章上一节（以及本书第六章）中的内容可以让来访者很好地理解情绪体验是如何展开的，并能有意识地关注情绪如何被触发，触发因素如何造成情绪反应，以及这些反应的短期和长期结果。本节将通过引入习得性反应的概念，进一步讨论来访者对情绪性情境或事件的反应的结果。在讨论习得性行为时，你可以提出三个要点。

我们从过去的经验中学习

情绪的触发因素，以及当我们经历情绪体验时所发生的事件，会给我们留下长久的印象，而所学到的这些内容会影响我们在未来遇到类似情况时的表现。

我们学会了回避可能让我们觉得糟糕的事情

学习如何避开那些在过去或在未来可能给我们造成伤害或让我们感觉糟糕的东西和情境，是一种合理的适应性生存策略。可以使用下面（或者你自己）的例子来解释习得性行为。

一只小兔子在森林里跳来跳去地寻找食物。出乎意料的是，它突然遇到了一只躲在树后的饥饿的狐狸。出于对这个意外情境（当然也是不速之客）的反应，兔子迅速向相反的方向逃跑了。为了逃命，它尽可能和狐狸保持足够远的距离。

第二天，兔子又在同一个地方觅食。但和前一天不同的是，兔子没有靠近它之前碰到狐狸的那棵树。那天之后，兔子持续地避开那棵树，尽管它再也没有遇到过狐狸。

简单地说，我们学会了去做那些让我们感觉良好的事情，避开那些可能让我们感觉糟糕或伤害我们的事情。在这个例子中，兔子的恐惧反应完全是适应性的——它从一个可能非常糟糕的情境中侥幸逃脱了。在某些情况下，回避也是一种适应性行为，但它可能会导致与当前环境不一致或与我们的目标不一致的某些过度的习得性行为。一旦形成了回避模式，就很难打破。在前面的例子中，兔子避开碰到狐狸的树是有好处的，因为兔子肯定不想再遇到狐狸。但在其他情况下，或当威胁不再存在时，这可能就变得不再具有充分的适应性了。

导致难以改变回避行为的原因之一是回避限制了新的学习。例如，如果一个人回避进入一处曾经引起了严重恐惧反应的情境，他将永远无法挑战现有的关于认为当前情境危险的想法，永远无法验证他自身的能力是否足以应对他所恐惧的后果，于是恐惧的情绪（和逃避的模式）将持续下去。他也无法学到关于情绪本身的重要一课——只要情况有所不同（以恐惧为例，比如曾造成威胁的线索不再存在，或可以承受过去担心的后果），紧张或痛苦的情绪最终会减弱和消退。

我们学会了管理紧张和痛苦的情绪

尽管回避行为（和其他情绪性行为）看起来可能是适应性的，因为它们使情绪的强度在短期内减少了，但它会形成一个恶性循环。在这个循环中，行为变得更加根深蒂固，并带来适得其反的结果，与真实情境格格不入。

正如在讨论其他关键点时清楚说过的，你也可以选择再次强调，人们更容易基于短期结果而非长期结果养成行为习惯（这就是为什么人们更容易养成吃垃圾食品的习惯，因为它能立即让人感到满足；难以养成去健身房的习惯，因为去健身房的积极结果会延迟）。这解释了在强烈情绪的背景下，为什么回避如此普遍而难以打破。所以，改变回避行为带来的循环需要有意愿在短期内承受更多痛苦——并且对一些来访者来说，还需要极大的信心去相信优先考虑长期结果会有回报。

抑制或逃避情绪性行为是通过负强化原理来维持的。因为这些行为降低了紧张或痛苦的情绪（去除了不好的东西），所以它们更有可能在将来再次发生。遗憾的是，如果没有新的替代性学习经验，与非适应性行为相关的情绪不但会保持不变，甚至会更为严重。

来访者通常能意识到，相较于真实情境的危险程度，他们的情绪反应似乎是不合理的。他们可能会说，"从理性上讲，我知道这并不危险，但我还是会回避"，或"即使我知道不会发生什么不好的事情，我还是想逃离这种情境"。习得性反应的观点可以帮助来访者理解他们为什么会做出一些看起来"不理性"的行为。

> ## 治疗师备忘录
>
> 确保来访者能清楚地理解，一味地回避不舒服情绪所造成的问题，以及为什么试图推开不舒服的情绪可能不是最好的解决办法。重要的是要让来访者开始思考这些内容，并开始进行觉察，意识到自身习得的行为模式如何在日常生活中起作用，特别是如何影响了对痛苦情绪的管理。

家庭作业

■ 要求来访者完成《自助手册》的"**工作表 5.1：情绪的三成分模型**"，在会谈后的一周中至少选择一种情绪体验，将它分解为想法、身体感觉和行为。这个练习将帮助来访者锻炼对情绪体验的觉察，将情绪分解能帮助他们感到自己的情绪并不是不堪重负和无法掌控的。

- 让来访者使用"工作表 6.1：**情绪反射弧**"，来识别他们对于痛苦情境或事件的应对反应所带来的短期和长期结果，以及任何习得的行为模式。

- 指导来访者每周通过完成"工作表 3.1：**焦虑量表**"和"工作表 3.2：**抑郁量表**"（以及他们可能也在使用的"工作表 3.3：**其他情绪量表**"和"工作表 3.4：**积极情绪量表**"），来持续监测自己的情绪体验，并将总分记录在"工作表 3.5：**进展记录**"上。

治疗师备忘录

如果本模块在 1 次会谈中就完成了，我们建议让来访者完成"工作表 6.1：**情绪反射弧**"的家庭作业即可。

案例片段

在以下对话中，治疗师帮助来访者理解了焦虑情绪本身具有的适应性和功能性。

案例片段 1

来访者：我想我大概了解焦虑可以促使我们去做一些事，但是当我焦虑的时候，我就会感到压力很大，觉得我什么都做不了。

治疗师：你能给我举个例子吗？

来访者：就像上周，我得为这次工作面试做准备。我需要找到更多关于公司的信息，还应该练习一下在面试中要说的话，但我当时压力太大了，"大脑死机"，什么也做不了。

治疗师：所以对于面试的焦虑促使你想要通过了解公司和练习面试的话术来做准备，但这些也使你感到充满压力。你当时有感到身体紧绷吗？

来访者：有，我的肩膀和脖子变得又紧又僵。

治疗师：当你"大脑死机"的时候，发生了什么？

来访者：我开始担心自己是否会给人留下足够聪明的印象，是否会让人觉得我知道自己在说什么，会不会把事情搞砸。然后我就崩溃了，根本无法思考。

治疗师：所以你对可能发生的事情有一些想法——有些怀疑，有些担心？

来访者：是的。

治疗师：那你最后做了什么？

来访者：什么也没做。我感觉不能动弹。最后，我在面试的前一天晚上才临时抱佛脚，只看了他们网站上的东西。我完全没有准备好。

治疗师：所以你对焦虑的反应就是拖延，不到最后一分钟不做任何事。听起来，你的反应是有很多担心和怀疑的想法，身体变得紧张。所以，尽管最初的焦虑促使你想要做研究和准备面试，但有一大堆其他的想法、身体感觉和行为也随之出现了。我们将在后面的会谈中进一步讨论其他反应，现在让我问你一个问题：最初的焦虑情绪让你想到通过研究公司和练习来准备面试，你认为这是好事还是坏事？

来访者：嗯，我想这是一件好事，但它只会让我感到有压力和不知所措。

治疗师：所以，从本质上讲，焦虑起到了很好的作用，尽管它最终会触发不舒服的体验。探究这究竟是如何发生的，就是我们整个治疗过程的重点。

案例片段 2

来访者：我听到你说的了，但我不想感受这些东西。我厌倦了焦虑和悲伤，这就是我来找你的原因！

治疗师：没错。没有人愿意在生活中挣扎或受苦，这是你来到这里的原因——试着结束你的痛苦。尽管你不喜欢悲伤或焦虑的感觉，但是你能想到在一些时候，这些情绪实际上对你有帮助吗？比如，你小时候有没有弄丢或弄坏过最喜欢的玩具？

来访者：我不知道。我记得有一次我最喜欢的玩偶掉进了下水道。

治疗师：还记得你当时的感受吗？

来访者：嗯，当然很沮丧。我当时才六七岁。我记得自己是哭着跑回家的。

治疗师：所以你觉得很难过。回家后发生了什么？有人在那里迎接你吗？

来访者：我妈妈在。

治疗师：你还记得她是怎么说的吗？

来访者：嗯，她给了我一个大大的拥抱。我记得她试着帮我用我爸爸的鱼竿把它捞出来，但不管用。

治疗师：听起来，你的悲伤促使你的母亲安慰了你，并通过试着帮助你拿回玩偶来帮助你解决问题？

来访者：我好像从来没有这么想过，但确实如此。

案例片段 3

在接下来的片段中，治疗师帮助来访者识别了他的情绪反射弧。

来访者：我怎么知道"诱因"是什么？我不可能总是知道为什么我会感到焦虑或烦躁，有时就那样发生了。

治疗师：你能给我举一个例子吗？

来访者：就像那天早上，我醒来，感觉不太对，我也不知道为什么。

治疗师：你还记得那天早上发生了什么事吗？

来访者：那天是周六，什么都没发生。我不确定。

治疗师：你还记得醒来时发生了什么吗？你是马上起床了，还是在床上躺了一会儿？

来访者：我没有马上起来，醒来后，我在床上躺了一会儿。

治疗师：你还记得躺在床上的时候，你在做什么吗？

来访者：嗯，我不确定。我想是工作的事。前一天有个会，我脑子里一直在回想。

治疗师：你还记得你对这次会议有什么具体的想法吗？

来访者：我想知道我说的话是否被同事误解了。我有点担心下周一去上班的时候会发生什么。

治疗师：所以你在担心前一天会议的结果？还有别的事吗？

来访者：我也在想是否该给朋友打电话，制订当天的计划，还是说现在联系他已经太晚了。

治疗师：这些想法让你有什么感觉？

来访者：我开始感到孤立无援，然后就自暴自弃了。

治疗师：接下来你做了什么？

来访者：我没有给朋友打电话，就躺在床上。

治疗师：那么，在这种情况下，如果你的"反应"是对自己的消极想法，焦虑和孤独的感觉，以及决定卧床休息，那么你认为"诱因"可能是什么？

来访者：我想大概是在想我前一天在会议上的表现吧。

治疗师：没错！在这种情况下，你反复思考着自己的表现，担心自己的表现带来的影响，这使你感到焦虑和自我批评，导致你对自己有更多消极的想法，并驱使你待在家里，而不是打电话给朋友。所以，在这种情况下，醒来时的思虑和担忧是一个强有力的触发因素，这就是"诱因"。

案例片段 4

下面的片段说明了习得性行为反应如何产生长期的消极结果。

来访者：如果能让我感觉好一点，我不觉得避开一个场合有什么不好。

治疗师：所以你过去都是这样离开的，而不是感觉不好也留下来？

来访者：是的。

治疗师：你离开的时候有什么感觉？

来访者：它使我摆脱了焦虑！

治疗师：没错！听起来是一个相当有效的策略，至少在短期内是这样。这就是我们所说的习得性行为——它似乎有效，所以你学会了下次还这么做。那么从长期来看呢？有没有哪些场合是你真心想留下来的呢？

来访者：有时候有。就像我姐姐的毕业派对，我真的很想在那里陪她，但我不认识她的朋友，我觉得太不舒服了，所以我没有留下来。

治疗师：你想留下来吗？

来访者：是的！对于我姐姐，我觉得我真的让她失望了。我想陪在她身边。

治疗师：那么，如果说离开派对的短期结果是摆脱焦虑，那么还有其他更长期的结果吗？

来访者：有。我觉得自己真的让她很失望，错过了她人生中的重要一天。

疑难疏解

　　尽管有些来访者能够理解，就算是消极情绪，也是具有适应性的，但他们可能会发现很难在自己的生活中确定消极情绪何时会对自己有帮助。如果来访者难以识别不舒服情绪的适应性，你可以使用他们在最初的功能评估中与你分享的情绪例子来帮助他们理解。如本章案例片段 1 所示，从来访者的经历中选取一个具体的例子来让来访者一点一点地了解，可以帮助他们识别最初的情绪反应实际上是适应性的。在治疗的这个阶段，区分来访者的情绪体验中的哪些方面是适应性的以及哪些方面是非适应性的，其实并不重要；识别他们的哪些具体想法、身体感觉或行为可能是非适应性的，也不重要。在这个阶段，主要的目标是帮助来访者解构他们的状态，以确定在哪些时间点上的情绪反应是功能性和适应性的。

　　对于那些感觉情绪只是"碰巧"发生在他们身上或者不知情绪从哪里冒出来的来访者来说，识别情绪的触发因素会比较困难。可以从他们的生活中选取实际的例子来帮助他们识别情绪的触发因素，并展开工作，使之更加具体。例如，如果来访者报告在某一天感觉"很糟糕"，那么通过询问他们在那个时间做了什么，或让他们讲述自己当天与别人进行的任何交流，可以帮他们澄清细节，以找出具体的情境。使用其中一个更具体的例子来完成来访者的情绪反射弧。记住，"诱因"可以是当天早些时候发生的事情，甚至是一周前发生的事情，也可以来自外部或内部（例如，晚上没睡好后感到疲劳）。让来访者详细描述其经历，然后和他一起将这些推倒重构，直到你们能够识别其情绪反射弧。

　　同样地，有些来访者发现很难确定他们情绪体验的结果。可以请来访者识别他们对情绪触发因素的反应，以及那些反应让他们即刻产生的感觉。在通常情况下，来访者会回应说他们的行为产生了积极的结果，比如缓解了焦虑。承认这个最初产生的积极结果很重要，因为这有助于更好地理解习得性反应和负强化的关键点。此外，由于结果往往看起来是积极的，所以有些来访者很难进一步了解这些习得性反应不利的一面，或至少是维持他们症状的原因。有时，通过确定来访者所看重的（例如在本章案例片段 4 中，来访者想做一个支持姐姐的妹妹），来访者就能够理解自己对情绪的反应如何长期影响了自己最在意的事。理解这些概念对于来访者是很重要的，因为它们不仅解释了参与情绪回避的诱惑为什么如此强烈，也说明了这种方式为什么并不真正有效。

第八章

模块 3：正念情绪觉察

（对应《自助手册》的第七章）

概述

　　模块 3 旨在向来访者介绍如何培养一种对情绪体验的非评判的、聚焦当下的态度。前一模块要求来访者监测自己的情绪如何随着时间推移而发展变化，本模块在此基础上，不仅简单地关注情绪体验，而且鼓励来访者融入正念觉察。正念的原理与统一方案的治疗目标十分一致，即与情绪发展出一种更开放、更贴近的关系。

治疗师备忘录

　　本模块最好经过不少于 2 次会谈来完成。第一周的会谈通常用于提供有关正念情绪觉察定义的心理教育，并在会谈中进行冥想练习，让来访者亲身体验正念的原则。第二周的会谈在来访者完成了一周的每日冥想练习后展开，来访者需要在诱发情绪的情境中练习应用正念觉察技术。治疗师会教来访者如何一步步将正念情绪觉察的原理应用到真实发生的日常情绪体验中。可以在本章末尾的"疑难疏解"一节看到本模块的替代性会谈结构。

模块目标

- 帮助来访者学习如何用一种客观的、非评判的方式观察自己的情绪体验。
- 和来访者一起发展出用于帮助自己在当下的情境中观察情绪体验的技术。
- 鼓励来访者在每日的情绪体验中运用正念情绪觉察技术。

所需材料

- 音乐文件或激光唱片。
- 耳机、带扬声器的计算机或立体声音响设备。
- "工作表 7.1：**正念情绪觉察**"，见《自助手册》的第七章。

回顾家庭作业

　　与之前的会谈一样，我们通常从回顾来访者的家庭作业开始。此时，来访者应该已经完成了一份或多份"工作表 6.1：**情绪反射弧**"。首先，请来访者描述在过去一周触发情绪体验的几次诱因，鼓励他们识别其中的模式。你也可以帮助来访者看到这些诱因之间的相似之处，比如可以这样说："看起来，你的情绪触发因素有的发生在家里和家人在一起时，有的则发生在工作中。虽然它们在表面上看起来不同，但好像都是被临近的截止日期逼迫到墙脚的感觉。"

　　在"工作表 6.1：**情绪反射弧**"的"反应"部分花费的时间取决于你用了 1 次还是 2 次会谈来完成《自助手册》中关于"理解情绪"的两章内容（第五章"什么是情绪？"和第六章"追踪情绪反射弧"）。如果你只用 1 次会谈涵盖这两章，你可能需要花更多的时间帮助来访者理解他们的想法、身体感觉和行为是如何相互影响的。另一方面，如果你将这些章的材料分散在 2 次会谈中，你可能已经在上一次会谈中回顾家庭作业时充分详细地回顾了这些信息（使用"工作表 5.1：情绪的三成分模型"）。在这种情况下，我们通常会花较少的时间来检查"工作表 6.1：情绪反射弧"中的"反应"部分。与来访者一起回顾"工作表 6.1：情绪反射弧"的最后一部分是识别他们情绪反应所产生的结果，鼓励他们同时考虑短期和长期结果。作业的这一部分强调了治疗的基本原理——从长远来看，赶走情绪的短期策略会导致更复杂的情绪体验。这一概念对于建立对统一方案的"认同"至关重要。如果来访者在填写"工作表 6.1：情绪反射弧"时有任何困难，你可能需要回顾前两次会谈的关键概念。

介绍正念情绪觉察

在本模块中，你将介绍正念情绪觉察的概念。前一个模块——"理解情绪"——关注的是情绪体验如何随着时间的推移而发展变化，包括诱因，想法、身体感觉和行为（统称为情绪反应）之间的相互作用，以及情绪反应的结果。本模块将在此基础上讨论一种特定的觉察方式，来访者可以将这种觉察方式应用到他们的情绪体验中。正念情绪觉察指的是以一种非评判的、聚焦当下的方式来处理情绪。这是来访者在治疗早期应掌握的一项重要技术，将有助于对后续治疗理念的掌握。

非评判的情绪觉察

来访者常常会带着评判的视角看待自己的情绪。他们往往只根据自己对生活中各种情境的情绪反应来做出评判，比如"我不应该有这种感觉"或"没有人会有这样的反应"。来访者也会因为没有像他们所预期的那样强烈地感受到情绪而自我评价（"为什么我对此不怎么高兴——我一定有什么问题""我应该对这件事更愤怒——我太软弱了"）。他们错误地认为，因为产生（或缺乏）某一特定的情绪反应而痛斥自己，会促使自己以"应该"的方式去感受。我们在这里要向来访者强调，这种管理情绪的方法是行不通的。你可以提醒他们，情绪是正常的、自然的、与生俱来的，所以当情况发生时，我们实际上不可能完全改变自己的情绪。

　　来访者自我评判的另一种方式是对情绪体验的特定部分有消极反应；换句话说，来访者可能认为他们所产生的想法、身体感觉或行为在某种程度上是不好的。例如，惊恐障碍来访者可能会告诉自己，心跳加速和脸红很不舒服且难以应对。强迫症来访者可能认为，有坏事发生在所爱之人身上的想法（例如，遭遇车祸），意味着这种事情更有可能发生。另一些来访者可能会认为，如果他们感受到特定的情绪（比如愤怒），就更有可能做出一些失控的事情。

治疗师备忘录

　　你可以通过一个假设的常见例子来引导来访者说出对情绪做评判性反应的结果。例如，我们经常要求来访者想象他们在做报告之前可能体验的情绪。大部分来访者表示，他们多少会感到有些紧张。然后让他们想象一下，如果他们对这种紧张做出评判性反应，那么接下来会发生什么（例如，"一个小小的汇报就让我有这种感觉，真是好愚蠢""没有人会有这样的反应"）。大多数来访者能够清楚地说出，给自己施加压力确实会带来不同的感受，并在事实上增加了他们的焦虑，也可能产生额外的情绪（例如，感到内疚、对自己生气）。最后，在使用这个常见的例子来说明对情绪体验做消极评判产生的结果后，我们就可以邀请来访者提供自己的例子。

非评判的觉察意味着接受情绪体验的本来面目，而不是给它们贴上有问题的标签，并试图将它们立即推开。要向来访者指出，接受情绪并不意味着放弃自我去感受不舒服。恰恰相反，鼓励来访者认识到，即便是让人难受的情绪，也在试图传达一些信息。这里的目标是帮助来访者克服条件反射般的立即改变情绪的下意识反应，从而让他们以更妥帖的方式回应自己的情绪。

治疗师备忘录

为了解释对情绪体验的非评判性，一个有用的方式是让来访者想象一下，当一个朋友透露自己正处于特别难受的情绪之中（比如悲伤）时，来访者会做何反应。在通常情况下，我们对朋友做出富有同理心的回应比对我们自己容易得多。

你也可以为来访者提供一个语言模板，让他们可以学习不评判自己的情绪反应。例如，你可以引导来访者说："根据我的经验，我有这种感觉是正常的。"当然，你可以根据来访者的个人情况调整语言（例如，"考虑到你在有家庭暴力的环境中长大，当人们提高声音时，你更容易变得焦虑，这是完全合理的"）。

聚焦当下的情绪觉察

除了强调对情绪体验采取不加评判的立场，正念觉察技术还包括将自己置于当下。通常，情绪反应基于对过去情境的记忆和联想，以及 / 或者对未来潜在结果的预期。来访者可能没有对情绪正发生的当前环境给予足够的关注，因此错过了有价值的纠正信息。例如，一个有惊恐障碍的来访者感觉到头晕，她可能会专注于这样一个事实，即上一次有这样的身体感觉时，她经历了一次全面的惊恐发作（过去）。她也可能专注于即将到来且"不可避免"的伴随着身体感觉的惊恐发作（未来）。来访者完全没有关注此时此地可能发生的纠正性信息：她目前并没有惊恐发作。同样，患广泛性焦虑障碍的来访者可能过于关注将来潜在的灾难性结果，比如变得贫穷和孤独，而忽略了一个事实，即他此刻既不贫穷也不孤独，一直活得很好。同样地，一个抑郁的来访者可能会将她目前的经历与更好的时光（过去）进行比较，或者预想她参加一个社交活动并不会很愉快（未来），并决定不去。把注意力集中在当下的需求上，可能会让情绪变得更容易控制。此外，聚焦当下的觉察可以让人们更多地关注到积极情绪。

治疗师备忘录

　　在这里，你可以用前面提供的例子来说明对情绪进行评判性反应的结果；不过，现在我们会强调，只关注过去和未来将如何影响情绪反应。以做报告为例，我们问来访者，"如果开始回想上次演讲时你搞砸了（例如，大脑一片空白、僵住），你的紧张情绪会怎么样？""如果你预测即将到来的演讲可能方方面面都不顺（例如，人们会感到无聊），你的紧张情绪会怎么样？"在这种情况下，来访者通常能够理解，关注过去和／或未来（而不是眼前的情境）会影响他们所体验到的情绪强度。

　　当然，你需要强调，我们的确从过去获得了重要的经验，但关注当下并不意味着忽视过去。同样，为未来可能出现的挑战做准备也是非常有用和有适应性的。重要的是，我们鼓励来访者不要只专注于过去或未来，而忽略眼前的事实，尤其是在容易诱发情绪的情境中。

练习正念情绪觉察

正念情绪觉察是一种最好能通过实践去理解的技术。虽然来访者可以很容易地认识到正念情绪觉察的理论优势，但要真正掌握它们，有必要将这些概念（非评判和聚焦当下）付诸实践。本模块包括三个练习，旨在帮助来访者培养对情绪进行正念的习惯。第一个练习是简短的引导式冥想练习（正念情绪觉察冥想），这个设计是为了让来访者初步体会正念的感觉；我们建议在来访者情绪平稳（或相对平稳）时开始进行这项练习，因为在情绪强烈时，很难学习任何新技术。第二个练习是"正念情绪诱发"，即用音乐来引发一种情绪状态。当感受到强烈的情绪时，要做到不评判和聚焦当下是比较困难的，所以这个练习可以让来访者在可控的情绪性环境中实践这项技术。最后，正念情绪觉察的最终目标是在日常生活中出现情绪时有意识地做出反应。因此，第三个练习叫作"锚定当下"，它可为来访者提供循序渐进的指导，使他们在情绪出现时自然地运用一直在练习的正念注意技术。

治疗师备忘录

为了帮助来访者理解本模块包括的三个练习是如何结合在一起的，我们经常用锻炼肌肉来进行类比。第一个练习——正念情绪觉察冥想——可以用"5 磅[①]的重量"来形容——有点阻力，因为这是一个新的"动作"，所以是开始练习的适当重量。正念情绪诱发增加了一些阻力，因为在经历情绪反应时，很难聚焦于当前的情绪且不评判——我们称这种练习有"10 磅[②]的重量"。最后，"锚定当下"是我们一直以来的训练目标——汇聚了所有练习在现实世界中的应用。

[①]　约等于 2.268 千克。——译者注

[②]　约等于 4.536 千克。——译者注

正念情绪觉察冥想

如前所述，本模块的第一个练习是正念情绪觉察冥想。这个练习的目的是帮助来访者更好地理解非评判的、聚焦当下的注意是什么感觉。在定义了正念情绪觉察之后，我们通常会按照《自助手册》提供的指导语来引导来访者进行冥想。我们要求来访者遵循指导语中的说明，因为这将帮助他们以一种客观的、聚焦当下的方式处理情绪体验。在完成冥想之后，和来访者一起进行练习是很重要的。

治疗师备忘录

《自助手册》中提供的引导式冥想练习鼓励来访者将非评判的、聚焦当下的觉察应用到情绪体验的三个成分上——想法、身体感觉和行为／行为冲动。下面描述如何专注于情绪的每一个成分以及整体情绪的技巧。我们通常会将这些观点纳入完成引导式冥想之后的讨论。

- 想法：提醒来访者，他们的想法并不是事实。鼓励他们注意在练习中出现的想法，不要只看它们的表面意义，并感觉被迫对它们做出回应。为了说明这一点，我们会要求来访者清楚地对自己说出"我很笨"和"我觉得我很笨"之间的区别。后者有讨论的空间，而前者更像是事实。

- 身体感觉：来访者经常使用评判式语言来描述与情绪体验相关的身体感觉（例如，"这太可怕了""我窒息了""我的心脏不应该乱跳"）。我们会要求他们使用更中性的语言来描述他们的感受（例如，"我感到胸口发紧""我的心率加快了一点"），就像科学家在记录客观数据（或有关情况的"事实"）。身体感觉也容易引发指向未来的评价（例如，"这种感觉会变得更糟""我将永远处在这样的感觉中"）。在这里，我们鼓励来访者关注此时此刻的感受，强调预测未来的负面结果肯定会加剧他们现在的身体感觉。

- 行为／行为冲动：我们鼓励来访者注意他们在冥想中出现的任何行为或行为冲动。通常，这些行为是为了抑制情绪（停止练习，深呼吸以减慢过快的心跳）。我们要求来访者观察这些冲动，但不采取行动，以此来探索当他们不立即推开情绪时会发生什么。

- 情绪：冥想指导语将情绪比作波浪——逐渐推高，达到峰值，然后回落。对许多来访者来说，这个练习让他们能第一次平静地坐着，有足够长的时间观察这个过程的展开。在冥想之后，我们会询问来访者，在整个治疗过程中，他们的情绪是否保持在相同的强度。在通常情况下，情绪是波动的，这让来访者看到，他们不必为了在情绪体验中得到缓解而进行条件反射式的回避反应。

这一节会谈后的作业是每天进行冥想练习。治疗师可以录下自己朗读的指导语，并直接通过电子邮件发送给来访者。来访者需要在"工作表 7.1：正念情绪觉察"中记录自己的练习体验。可以要求他们记录对想法、身体感觉、行为／行为冲动的观察（与情绪的三成分模型联系起来），并以非评判的方式对他们能够在当前时刻保持注意力的程度进行评分。需要强调，我们只是要求来访者坚持在这一周里的每一天都进行训练；冥想是体验正念注意这一概念的好方法，但我们的最终目标是在真实的情绪体验出现时，将非评判的、聚焦当下的觉察应用在其中。我们发现，对那些认为他们需要在余生中的每一天都完成冥想练习才能受益的人来说，把冥想作为一种短期练习似乎不那么令人畏惧。当然，如果来访者喜欢冥想，我们也鼓励他们继续这么做。

正念情绪诱发

在来访者开始练习用正念情绪觉察冥想技术（我们通常建议坚持在一周

的时间里每天进行练习）来实践非评判的、聚焦当下的觉察时，同样的技术也可以用在有情绪唤起的环境中。我们发现，听音乐是一种能在治疗过程中引发可控的情绪体验的有效方式。你可以鼓励来访者选择对他们特别有意义的歌曲，并尝试更多可能引起不同情绪的歌曲。来访者的手机里通常下载了个人喜欢的歌曲，但如果没有，许多歌曲可以从音乐类应用软件上免费获得，并能在你的计算机上播放。如果来访者在选择音乐方面有困难，你可以为他提供建议。在听每一首音乐时，鼓励来访者试着保持非评判性（"听这首歌的时候，我会想起我的前任伴侣是很合理的"），并提醒他们不要被过去或未来牵着走（"那是很久以前的事了——自那以后，我的生活发生了改变"）。如果来访者陷入了情绪体验，你需要提醒他们用呼吸来重新聚焦于此时此刻。在音乐结束时，询问来访者的想法、情绪或其他反应，帮助他们客观地、不加评判地观察这些反应。除了歌曲，我们还可以使用煽情的电影片段和／或图片。

在引入正念情绪诱发的会谈之后的那一周，我们鼓励来访者多做几次能引发强烈情绪体验的歌曲练习，由此以非评判的、聚焦当下的方式练习应对情绪的方法。

锚定当下

本模块的最后一个练习是鼓励来访者将从正念情绪觉察冥想和正念情绪诱发中学到的理念融入日常生活。这种技术被称为"锚定当下"，目标是让来访者"慢下来"，当出现情绪时，能注意到自己此刻的情绪，而不是立刻条件反射般地做出情绪反应；然后刻意地选择一种与当前情境相一致的反应，不受过去或未来的驱使。

在《自助手册》中，我们归纳了锚定当下的四个步骤。第一步，在情绪激动的时候，选择一个可以将注意力拉回当前状态的提示物。呼吸是一种好用的提示物，因为无论我们走到哪里，它都伴随着我们。任何具体的感觉都可以起到相同的作用（比如，一个人的脚踩在地上的感觉）。第二步是让来访者以一种非评判的方式观察他们的情绪反应。这一步被称为"三点检查"，提醒来访者对自己的想法、身体感觉和行为进行评估。一旦他们对自己的情绪反应有了更多的觉察，我们就可以让他们考虑这是否符合当下的需求。换句话说，我们要求来访者判断他们的情绪是否与当下正在发生的事情相符。如果他们发现自己的情绪强度是由过去的想法或对未来的担忧引发的，那么第三步，也是最后一步，就是请他们调整自己的反应，使它更符合"此时此地"正在发生的事情。作为家庭作业，我们也要求来访者在感受到情绪反应时，使用锚定当下的四个步骤进行练习。

治疗师备忘录

为来访者提供一个关于如何"锚定当下"的例子是很有帮助的。例如，在出门参加一个重要的约会前，担心找不到停车位。这个人的想法可能是面向未来的（例如，"街上不会有任何停车位，我要迟到了，甚至会错过约会"）。这些担忧会使他心跳加速，肌肉紧张，并来回踱步，脑海中同时思索着约会地点附近的所有停车位；以及如果没有停车位，该怎么做。我们让来访者考虑这些反应是否符合当前的情境；如果不符合，他们又会怎么做。通常，来访者会说，在到达目的地之前，他们并不真正知道停车场的情况，因此可能应该将注意力转移到需要在出门前完成的任务上（例如，吃午饭、洗衣服）。

我们的一个来访者把这项技术称为"实时威胁评估"。他看了很多执法类的电视节目，从这些节目中获得了灵感，这个说法准确地描述了他在"锚定当下"时所做的事情。从本质上说，我们确实是在要求来访者观察周围的情况，以评估他们的情绪反映的是真实的威胁，还是虚惊一场。我们非常喜欢这种说法，并开始对更多的来访者使用这种说法。

家庭作业

前面提及的三个练习可使用《自助手册》中的"工作表 7.1：**正念情绪觉察**"来辅助。"工作表 7.1：**正念情绪觉察**"的完整示例可以在《自助手册》的附录 B 中找到。如前所述（请参见本章开头的"治疗师备忘录"），本模块通常用 2 次会谈来完成，每次会谈的作业如下所示。

- 第一周的家庭作业：要求来访者每天练习一次带指导语的正念情绪觉察冥想，并在"工作表 7.1：**正念情绪觉察**"中记录他们的反应。
- 第二周的家庭作业：要求来访者练习正念情绪诱发，并将经历记录在"工作表 7.1：**正念情绪觉察**"中。以同样的方式练习锚定当下技术，该技术可在任何情绪体验开始时进行。最后，如果来访者想继续进行正念情绪觉察冥想，可以在"工作表 7.1：**正念情绪觉察**"中持续记录他们的反应。
- 指导来访者每周通过完成"工作表 3.1：**焦虑量表**"和"工作表 3.2：**抑郁量表**"（以及他们可能也在使用的"工作表 3.3：**其他情绪量表**"和"工作表 3.4：**积极情绪量表**"），来持续监测自己的情绪体验，并将总分记录在"工作表 3.5：**进展记录**"上。

案例片段

案例片段 1

在以下这段治疗师与来访者的对话中，治疗师回应了来访者对于正念情绪觉察的担忧。

来访者：这感觉有点太"新潮"了。我对那类事不感兴趣。

治疗师：你说得对，正念冥想源于佛教修行，有些人会觉得不适应。不过我想让你知道，你并不需要成为一名佛教徒，甚至不需要正式地成为一名冥想者。我只是从正念中提取一些理念，帮助你更好地处理自己的情绪。现在做的这些正念练习，是想让你体验以一种非评判的、聚焦当下的方式观察自己的情绪是什么感觉。许多人发现，当不舒服的情绪体验产生时，这是一个有用的工具。

案例片段 2

在下面的对话中，治疗师试图解决来访者对于和自己情绪体验更久地待在一起的担心。

来访者：我不喜欢坐着不动——这使我更焦虑。

治疗师：那么我想知道——当你坐着不动的时候会发生什么？

来访者：我不知道——只是觉得我应该做点什么。我觉得如果我不去思考需要做的每件事，这一天就毁了。我也害怕我会开始想那些我根本不愿意去想的事情。

治疗师：所以，让你坐着不动以专注于当下，你会害怕失去对今天所发生的事情的控制，你甚至可能会开始去想过去发生的事情？

来访者：是啊，这让我更焦虑了。

治疗师：可以告诉我，你会怎么考虑待会儿需要做的事吗？

来访者：嗯，我担心和医生的预约会迟到，以及今天下午不能及时把车还给我丈夫。如果我不把车给他，他开会就会迟到，那太糟糕了。

治疗师：你现在在哪里？

来访者：我在这间办公室里。

治疗师：你现在要迟到了吗？

来访者：没有，除非我们的会谈超时了。

治疗师：我们会超时吗？

来访者：唔，现在没有。

治疗师：所以，这一刻你没有因为任何事迟到，但你在考虑稍后可能会迟到。关注你也许会迟到这件事让你有什么感觉？

来访者：焦虑！

治疗师：那现在，关注此时你并没有迟到的事实呢？

来访者：嗯，不那么焦虑了。但我待会儿还是可能迟到！

治疗师：那一直考虑自己会迟到，或者注意到自己现在没有迟到，会改变 3 小时后发生的事情吗？

来访者：我不知道——这要看后来发生了什么！

治疗师：没错！问题是，你无法准确地知道将来会发生的事情。你可能会遇到交通堵塞，或者无法准时到达医生的诊所。再或者，你可能会发现道路畅通，但你离预约时间只剩 15 分钟而不是以为的 30 分钟。换句话说，你就是无法知道。唯一能确定的是，你现在就在这间办公室里，而此刻，你在任何事情上都没有迟到。这意味着，担忧未来与关注当下的唯一不同之处在于，前者会让你真的焦虑，而后者会让你不那么焦虑。为稍后的迟到而担忧，你的身体感觉如何？

来访者：焦虑不安，浑身紧绷，紧张！

治疗师：如果想到你现在没有迟到呢？

来访者：嗯，不那么紧张了。

治疗师：所以，静坐并观察自己当下的感受，并不意味着你要假装不担心后面会发生的事情，也不意味着你要试图不去想过去的记忆。相反，坐着不动，观察自己的感受，意味着以一种客观、好奇的方式注意到你的想法集中在未来可能发生或不可能发生的潜在消极事件上。它还能让你注意到，这些想法也会让你感到紧张和焦虑，并促使你停止练习。

案例片段 3

在下面的对话中，治疗师回应了来访者认为自己无法成功地练习正念情绪觉察的想法。

来访者：我觉得我做得不对。我无法集中注意力，无法停止思考！

治疗师：练习正念情绪觉察的方式没有对错之分。这个方法的目的是觉察我们自己的体验——所以如果你注意到自己有很多想法在脑海中盘旋，那么你做的是正确的！现在，你只需要在发现自己走神的时候，试着不对自己太苛刻。你现在有很多事情要做，所以你会思绪混乱，这是很自然的。如果你注意到自己被一个特定的话题牵着走了——可能被拉到过去或未来——就试着让自己回到当下。你可能会发现你的想法把你带偏了上百次，但你也可以无数次地锚定当下——最终，聚焦当下会变得容易起来。再次强调，你注意到自己被各种想法带跑了，这个事实意味着你已经成功地观察到了自己的情绪体验。

疑难疏解

正如本章案例片段 1 所示，一些来访者可能对正念情绪觉察的概念持抵触态度，认为它很难，甚至"做作"。其他一些人可能会觉得这项技术令人不悦，因为用不加评判地觉察自己的情绪体验来应对症状，可能会让人觉得"做得不够"。在这种情况下，重要的是反复强调练习非评判的、聚焦当下的觉察的基本原理，以确保来访者完全理解。在统一方案中，正念情绪觉察是一项基本技术，有助于来访者顺利地推进接下来的治疗。能够客观地观察自己的情绪体验就可以创建空间，使来访者之后能有意识地使用学到的技术改变他们对自己的想法、身体感觉和行为的反应。

有某些症状（如创伤相关障碍、严重惊恐障碍）或特殊共病（如慢性疼痛）的来访者，有时候在完成正念情绪觉察冥想时会经历很多困难。考虑到其症状的本质，他们很少有足够平稳的情绪状态开始进行正念的练习，也就难以找到正念注意感觉的初始基线。在这种情况下，我们通常会从正念情绪诱发或其他具体刺激开始（例如，专注于房间里噪声的打坐冥想，步行冥想）。我们尝试把冥想的焦点放在内在的情绪刺激上，最终的目标是使他们与情绪体验平静共处。你可以通过来访者的个案概念化来决定哪种练习能最客观地演练这个技术，最终的目标是在此基础上扩展到对更多不适情绪的正念练习上。

另外，如果来访者在正念情绪觉察冥想或正念情绪诱发过程中不能或不愿意闭上眼睛，那么可以请他们在自己面前的地板或墙上选择一个点，用于集中注意力。

第九章

模块 4：认知灵活化

（对应《自助手册》的第八章）

概述

模块 4 关注的是情绪体验中的一个非常重要的成分：想法。具体来说，你将与来访者一起探索他们的想法（或解释）如何影响他们的情绪，并引导他们增强自我觉察意识，识别自身的消极思维模式，从而增加对不同情境进行解释的思维灵活性。本章介绍的内容旨在帮助来访者提高应对引发情绪的情境的能力，并以更有益、更具适应性的方式对情绪做出反应。

治疗师备忘录

本模块通常涵盖不少于 2 次会谈。第一周的会谈主要讨论思维在情绪体验中的作用，然后呈现自动思维模式的概念，并介绍两个常见的"思维陷阱"。第二周的会谈用于练习生成其他解释的技术，使来访者对引发情绪的情境产生不同的想法或解释。来访者通过一系列引导式问题，找出可替代的、更符合当下情境的解释。疑难疏解部分包含了对于处理核心自动思维（核心信念）的指导，如果来访者在使用认知灵活化技术方面有困难，或遇到了一些其他常见的难题，这部分内容会很有用。

模块目标

- 解释思维和情绪之间相互作用的关系。
- 引入自动思维的概念。
- 介绍并帮助来访者识别常见的思维陷阱。
- 介绍并帮助来访者增加认知灵活化。

所需材料

- **模棱两可图**，见《自助手册》的图 8.2。
- "工作表 8.1：**认知灵活化**"，见《自助手册》的第八章。
- "工作表 8.2：**箭头向下——识别核心自动思维**"（根据需要），见《自助手册》的第八章。

回顾家庭作业

和所有的治疗会谈一样，我们通常从回顾作业开始。这一次的重点是来访者的"工作表 7.1：**正念情绪觉察**"。来访者是否能够通过正念情绪觉察冥想、正念情绪诱发和在日常生活中锚定当下的练习来进行非评判的、聚焦当下的觉察？他们能注意到在这些练习中出现的任何想法、身体感觉和行为／行为冲动吗？如果来访者在这些练习中有困难或感到沮丧，需要进行正常化，告诉来访者，正念情绪觉察是很难学习的技术，往往需要长时间的反复练习。如果来访者看起来在某些特定情绪的正念觉察上很痛苦，那么可以引导他们在一项不太会引发强烈情绪的日常事件（如吃零食、喝一杯茶）中练习这一技术。这里旨在让来访者专注于该任务的感官体验（例如，气味是什么？味道是什么？质地是什么？）。这可以帮助来访者更好地了解，在实践对他们的情绪体验进行非评判的、聚焦当下的觉察时，具体是什么样的。

介绍认知灵活化

在本模块中，你将向来访者介绍认知灵活化的概念。前一章的重点是培养对情绪体验的正念觉察，来访者练习以一种非评判的、聚焦当下的方式关注他们情绪的各个方面（包括想法、身体感觉和行为）。本章所介绍的技巧针对情绪体验中一个非常重要的成分：想法。我们将介绍一种应对消极自动思维的特定技术。这项技术的目的是帮助来访者在面对引发情绪的情境时，能够更加灵活地思考（或做出解释）。认知灵活化将帮助来访者更好地处理强烈的情绪，并对它们做出更具适应性的反应，从而随着时间的推移来减少消极情绪出现的频率和强度。

想法的重要性

我们的想法（或解释）可帮助我们根据不同的情境做出相应的情绪反应。通过强调我们怎么想（或解释）情境会影响我们的感觉或情绪状态，来访者就能理解为什么要专门学习这样一种专注于想法的技术。如果能让来访者从他们的生活中举出一两个例子，说明他们对某种情境的思考或解释如何影响了他们的感受，会非常有帮助。同时，通过合理化来访者的情绪反应（例如，"如果这样理解这个情境，你当然会有_____的感觉""如果_____是真的，你自然会觉得_____是正确的"），我们也向来访者共情式地示范了非评判地觉察和接纳自己的感受。

治疗师备忘录

　　如果来访者很难想出与自己相关的例子来说明想法对情绪的影响，你可以让他考虑这样的场景：他走在街上，看到一个很久没见的老朋友。他向这个人挥手，但她没有回应。如果来访者想"她就是想忽略我"，这种解释会让他有什么感觉？可能是悲伤、内疚、尴尬或孤独。但如果是"她一定没看见我"这样的想法呢？他的情绪可能会相对好一些。

　　情绪也会影响我们在特定情境下的想法（或解释）。我们发现，让来访者描述情绪或感觉如何导致他们对最近遇到的情境做出了不同的评价，也一样有用（例如，"如果你有＿＿＿＿感觉，那么你会如何解释这种情境？"）。你也可以考虑让来访者讨论不同类型的情绪（例如，恐惧、焦虑、悲伤、愤怒）会如何影响他们的想法或解释。我们发现，这样的讨论可以进一步帮助来访者理解感觉或情绪状态会如何影响他们最终思考（或解释）各种情境。这个讨论可以很好地引出下一个关键概念——自动思维模式。

治疗师备忘录

　　如果来访者很难想出自己的例子，同样可以考虑向在街上遇到的老朋友招手这个情境。你可以让来访者想象一下，就在见到这位朋友之前，他刚刚收到了一些非常坏的消息——比如考试不及格或被解雇了——所以他感到悲伤、焦虑或生气。当他有这种感觉的时候，他会如何解释朋友没有挥手回应的情况呢？大概率是以一种消极的方式，比如这个人忽视了他，或者是一些关于他们的友谊或他自身价值的负面解读，这当然会加剧他的消极情绪。但是，如果他刚刚收到了一个非常好的消息，快乐的感觉会如何影响他对那个没有挥手回应的人的解读呢？也许他会更倾向于相信（或至少考虑）一种更客观的可能性，比如朋友没有看到他，或者这真的不是什么大不了的事。

自动思维模式

对于一个特定的情境或事件，人们可以做出许多种解释。这是因为每个人对同一件事的关注点不尽相同。这就是人类思维的工作方式——迅速关注某一情境的某些方面并赋予它含义，就像过滤器一样筛掉其他信息，以提高对特定情境的反应效率和速度。过去的经验也能帮助我们解释当前的情境，然后被用来预测未来可能发生的事情。而最需要让来访者明白的是，这样自动化的思维过程常常在我们毫无意识的情况下发生。

模棱两可图的练习

模棱两可图的练习可以用来解释自动思维的概念。首先，向来访者展示这张图（《自助手册》中的图 8.2）。大约 10 秒后，把图片拿开，请来访者对画面中发生的事情做初步的解释。在确定了最初的（或自动的）解释后，可以让来访者试着说出，图片中的哪些方面（如一个特定的物体或面部表情），使他们做出了这样的解释。你也可以考虑询问过去的记忆或经历是否影响了他们对图片的最初解读。当你们花了一些时间讨论来访者的第一种解读后，再把图片给他们，让他们试着对图片中可能发生的事情做不同的解读。

治疗师备忘录

在模棱两可图的练习中，要鼓励来访者尽可能想出更多的替代解释，即使有些看起来不太合理。有些来访者在这方面有困难。帮助来访者认识到一开始就找到替代解释会很难，但通过不断的练习，这会变得容易且自然。你也要注意，并没有正确答案，练习的目的不是改变解释，使它们更"合适"或"更好"，也不是要提出"正确的"解释。相反，这个方法是要表明，尽管我们会马上产生一个最初的解释，但随后做出的其他解释可能也是合理的。

模棱两可图的练习主要强调的是，我们倾向于快速地、有时甚至是无意识地解释在生活中发生的现象。这一过程通常专注于情境的特定方面，而过滤掉了其他方面。一旦我们有了第一种解释，就很难退一步去看其他的可能性，在体验激烈的情绪时尤其如此。然而，对于每个特定的情境，几乎都有其他可能的解释。

治疗师备忘录

模棱两可图的练习也可用来展示上一节讨论的观点——我们的想法会影响我们的感觉，反之亦然。可以请来访者描述不同的解释会如何触发特定的感觉状态（例如，"对于这件事的解释，让你有什么感觉？"），以及确定的感觉会如何影响他们的解释［例如，"感觉＿＿＿＿＿＿（焦虑、悲伤、愤怒、中性、快乐），会如何影响你的解释？"］。

自动思维可帮助我们筛选已有的经验，并快速有效地对情境做出反应。

这在某些情境中是有益的，把注意力集中在一些关键的重要信息上，排除额外的信息或证据，我们得以迅速做出反应。但随着时间的推移，个体往往会逐渐形成一种评估情境的特定方式或风格。研究发现，有情绪障碍的人更有可能用消极、悲观的视角解读事情。用来访者对模棱两可图的独特解释来说明这一点是很有帮助的，或者你也可以使用在前一节中讨论的与来访者个人相关的例子。这一点为下一个关键概念——思维陷阱——奠定了基础。

思维陷阱

对某种情境或事件反复固着于一种解释（或一类解释）会形成惯性的思维推演方式，并开始排除对此情境或事件的其他思考或解释。尽管过滤掉不必要的信息是具有适应性的且有益的，但当一个人持续过滤掉额外的信息并排除任何其他可能的、对事件更现实的解释时，就会出问题。这种过滤可能会导致消极情绪的增加，进而导致对自己和世界产生更多消极的和评判性的想法，并会重复这个循环——我们的想法影响了我们的感受，而我们的感受又影响了我们进一步的想法。

情绪障碍来访者有两种常见的自动思维模式（或思维陷阱）：一是高估危险性，二是灾难化结果。可以用来访者日常生活中的例子来帮助识别，看看他们之前完成的"工作表 6.1：情绪反射弧"，从中找出可能的思维陷阱，通常是一个不错的尝试。试着引出有关想法的具体例子，这些想法可能是僵化的或有问题的，因为它们往往只能从一个方面进行解释，或从长远来看，这样的解释对问题的解决可能是没有帮助的。我们还发现，识别来访者可能具有的适应性自动思维是有帮助的，这样一来，自动思维确实会过滤掉不必要的信息，专注于促进来访者处理特定的问题或任务。不过，我们还是需要花最多的时间讨论那些妨碍正常功能的自动思维。

治疗师备忘录

　　"高估危险性"指来访者草率下结论，即使证据很少或没有证据，他们也认为负面结果会发生；同时他们可能会忽略提示有另一种可能性的证据。"灾难化结果"是指来访者自动预测最坏的情况将会发生；而一旦它真的发生，他们将无法应对。尽管这两种思维陷阱是有区别的，但大多数消极的自动思维都可以被归入这两种类型的陷阱；而确定某个特定的想法属于这一种陷阱还是那一种陷阱，并不那么重要。

　　思维陷阱的问题是，它们会阻止我们意识到还有其他解释或考虑事情发生的背景。由于反复陷入思维陷阱，我们更有可能以不适应的、回避的方式应对消极的情绪体验。随着时间的推移，这维持了频繁且强烈的消极情绪的产生和情绪障碍症状的恶性循环。在引入思维陷阱的介绍之后，可以让来访者试着开始注意他们在日常生活中的什么时候可能会陷入思维陷阱。

治疗师备忘录

　　来访者通常会对自己的自动思维做出评判或自责。这可能会对思维的灵活性造成阻碍，因为他们越是责备自己，对这些想法的反应就会产生越多的消极影响，进而产生越多的消极想法。重要的是帮助来访者练习以一种非评判的方式觉察自动思维，注意到这个想法，并允许它从脑海中穿过（与练习正念情绪觉察相一致），而不是把它作为对情境唯一的解释，并坚持采用这一方式。关键是要觉察到思维陷阱，并在情绪体验的背景下思考它，不是作为唯一的真相，而是作为一种对该情境的思维方式。

练习认知灵活化

思维陷阱通过影响认知灵活化来维持有问题的情绪反应循环。这些思维方式的问题不在于它们是"坏的"或"错误的"，而在于它们只代表了一种对情境的可能解释。因此，认知灵活化的目标是增加评估情境的灵活性，而不是取代"不好"的想法或修复"错误"的思维方式。摆脱这些思维陷阱的一个方法是关注解释，并将它作为看待情境的一种可能的方式，而不是把它作为"事实"来加以评价。与其自动地认为最坏的情况将会发生，或者自己无力应对，更重要的是要考虑其他的解释。发生最坏情况的想法可能仍然存在，但它们可以与其他对情境的可能评估"共存"。此技术的目标是让我们的思维更灵活，并在考虑当前情境的背景下，对引发强烈情绪的情境做出不同的解释。

治疗师备忘录

需要强调的是，认知灵活化技术的目的不是消除所有带消极倾向的想法，也不是要"惩罚"给出了消极解释的来访者。认知灵活化有助于帮助来访者获得对情境的一些不同看法，这样消极的自动化思维就不会进一步助长有问题的情绪反应循环。对引发情绪的情境进行更灵活地思考，也对以后的情绪暴露练习有帮助，使来访者在有情绪体验时能够对情境做出不同的解读。帮助来访者在真实的情境下练习评估自动思维，可以为他面对困难的情绪暴露提供一些动力。

认知灵活化指对引发情绪的情境或经历做出其他可能的解释。这是一个有用的策略，可以打破有问题的情绪反应循环，也可以有效地改变对情绪或事件的体验方式，学习产生更多现实的、基于证据的解释，促进对强烈情绪

的适应性、非回避性反应。

进行这部分治疗时，我们可以使用一系列问题（见《自助手册》第八章）来帮助来访者找出各种替代解释。这类问题的例子包括："还有其他的解释吗？如果＿＿＿＿成真，我能否应对？我的消极自动思维，是不是受此刻体验到的强烈情绪影响？"这些经过设计的问题普遍适用于挑战这两种思维陷阱。特别是当来访者刚刚学习认知灵活化技术时，我们常鼓励他们在寻找不同的解释时，逐一使用清单中的所有问题。来访者还可以将这些问题输入手机或用手机拍下来，方便在日常生活中随时使用。

治疗师备忘录

我们发现，鼓励来访者努力对情绪进行灵活化思考是很有用的。许多来访者倾向于对情绪体验有消极的、带评判的和／或伴随灾难性的解释。"感觉焦虑是可怕的"或"我无法处理这种感觉"之类的想法很常见。为了帮助来访者找出替代想法，你可以让他们想一想情绪是如何发挥作用的，就像在模块 2 中讨论的那样（"焦虑可以帮助我为重要的事情做准备"或"失去亲人后感到悲伤是正常的——现在的这种感觉将帮助我继续前进"）。呈现《自助手册》中的问题也有助于改变对情绪的看法。对感受到的情绪进行其他解释，即使是消极的情绪，也会帮助来访者贴近他们的情绪，并以更具适应性的方式做出反应——这是治疗的主要目标。

家庭作业

- 要求来访者使用"工作表 8.1：**认知灵活化**"来监测他们的自动思维和思维陷阱。他们会注意到触发自动思维的情境或触发因素、当时的自动思维，以及他们是否陷入了思维陷阱。如果在会谈中已经包含了对认知灵活化技术的练习（一般是在模块 4 的第二周的会谈中），来访者应该能使用最后一列（第四列）来记录其他可能的解释。我们通常鼓励来访者对每种情境提出至少一种替代解释，当然提出更多的其他解释会更有帮助。为了辅助这个过程更好地完成，工作表顶部列出了思考不同解释的问题清单。介绍思维陷阱后，"工作表 8.1：**认知灵活化**"可以在模块 4 的任一会谈后布置。在布置和回顾这些作业时，提醒来访者，我们的目标不是"相信"一个新的解释，而是允许它与自动产生的消极想法共存，这对治疗是有帮助的。这两种解释都不一定正确——它们都只是一系列可能的解释中的一种。此工作表的示例详见《自助手册》的附录 B。

- 指导来访者每周通过完成"工作表 3.1：**焦虑量表**"和"工作表 3.2：**抑郁量表**"（以及他们可能也在使用的"工作表 3.3：**其他情绪量表**"和"工作表 3.4：**积极情绪量表**"），来持续监测自己的情绪体验，并将总分记录在"工作表 3.5：**进展记录**"上。

- 最后，如果有需要，你可以要求来访者继续练习在上一模块中介绍的技术，例如，使用"工作表 7.1：**正念情绪觉察**"，继续练习"锚定当下"技术。虽然作业的重点应该是练习在本章学到的认知灵活化技术，但若额外的练习有用，你可以自由地分配一两份前几章的作业。

案例片段

案例片段 1

在此案例片段中，来访者难以识别自己的想法。

来访者：我不知道。我什么都没想。我的意思是，当时我必须离开。我无法在那里待下去了！

治疗师：当你站在大家面前的时候，你还记得自己在想什么吗？

来访者：我在想我要做的报告。

治疗师：你对接下来会怎样有什么具体的预测吗？或者你担心过会发生什么吗？

来访者：嗯，我很确定这次会很糟糕，就像我上次做报告时一样。我真的很担心观众会看出我有多焦虑，并且认为我不知道自己在说什么。

案例片段 2

在此案例片段中，治疗师帮助来访者更灵活地思考可能出现的糟糕情况。

治疗师：你提到过担心自己达不到新上司对你的期望。如果他们没有给你一个好的评价，你担心会发生什么？

来访者：我会失业。

治疗师：如果你失业了，你担心接下来会发生什么？

来访者：这对我来说是毁灭性的打击。我会再次让家人失望，我不知道该怎么处理。我的抑郁会更加严重。

治疗师：所以你最担心的是，如果你达不到新上司的期望，你就会被解雇，这会让你崩溃，无法应对。是这样吗？

来访者：是的，我想就是这样。

治疗师：好的。你以前收到过差评吗？

来访者：收到过。不是很多次，但也有过。（停顿）我想有三次吧。

治疗师：那时候你有被解雇吗？

来访者：有一次，两年前。太可怕了。

治疗师：所以你以前得到过三次差评，还被解雇过一次。根据这些证据，你现在有可能不被解雇吗？

来访者：有的，我是说，我不确定那会发生。但如果真的发生了，我不知道该怎么办。

治疗师：我明白了。我们来谈谈你被解雇的那一次吧。当时你感觉怎么样？

来访者：我很沮丧。我没有预见到它的到来。这是最艰难的部分——被蒙在鼓里。

治疗师：那一定很难受。你能更具体地描述一下你所体验到的情绪吗？

来访者：嗯，一开始我很生气。我很难过，因为我好像失败了。我做这份工作的时间不长，所以感觉我既让上司失望了，也让自己失望了。

治疗师：你当然会感到难过了。在失去对我们重要的东西时，总是很难过，尤其是当我们认为自己本可以做些什么来避免那种情况的时候。你当时是如何应对这种情况的？

来访者：嗯，刚开始的几周很糟糕。我对自己非常失望，基本上没有离开过家，也没有见任何人，但是这些都没有用。

治疗师：那之后呢？

来访者：在最初的几周之后，我想我应付得还行。我开始寻找新工作，并最终找到了一份。当时，我有一个朋友也刚好失业了，所以有人和我有同样的遭遇是一件好事。我们互相支持。

治疗师：所以，尽管失去了你真正在乎的东西，听起来你也很好地应对过去了。事实上，经过了最初几周的艰难，你很快就扭转了局面。

来访者：是的，我想是的。

治疗师：还有，如果你再次失业，你现在的情况是否有什么不同，可以让你应对起来更容易一些？

来访者：也许有吧。我是说，我已经知道我对自己的想法不那么积极了，因此我不会像以前那样不加思考地就接受了。

治疗师：这对你有什么帮助呢？

来访者：我想我可以提前计划一下。比如开始在网上寻找其他职位，更新我的简历。

治疗师：很好！还有什么可以帮助你应对的东西吗？

来访者：嗯，我正在学习应对抑郁的技巧，我想应该会有帮助。我也存了更多的钱，所以即使我失业了，我也能维持一段时间。

治疗师：好的。所以即使你被解雇了，有没有可能也不会像你最初想象的那样是毁灭性的？

来访者：我想有。我是说，这种事以前发生过，而我现在还活着。我能挺过去。

疑难疏解

正如本章案例片段 1 所示，有些来访者感觉难以识别自己的想法。在通常情况下，这些人因过于专注于当时的情绪体验，而会"忽略"在他们做出反应之前，脑中有怎样的想法。在这种情况下，治疗师可以引导来访者想象"回到"进入情境之前或刚进入情境时，这有助于他们识别自己的自动思维。在本章案例片段 1 中，治疗师帮助来访者确定她在出现这种情况之前有什么样的想法（例如，做演讲前），以及她在这种情境下的反应（例如，强烈的想逃跑的冲动）。像这样的案例，来访者在学习认知灵活化技术之前，可以从额外的关注和识别自动思维的练习中受益。

对于一些有闯入性想法（例如，强迫思维或担忧）的来访者，风险评估或确定灾难结果的实际概率本身就会成为问题。在这种情况下，要求来访者从评估概率转向评估事件本身的结果或影响是有帮助的。例如，一个强迫症来访者可能会认为，因为他们有闯入性和令人不安的想法，所以他们是一类可怕的人。在这种情况下，最有效的方法是将注意力主要集中在想到其他解释上，即关于这些不必要的想法对他们作为一个人意味着什么。除了重新引导他们去评估与恐惧事件本身相关的结果外，为来访者建立一个使用认知灵活化技术的时间限制是有必要的，以确保他们不会陷入认知回避的循环之中 [①]。

对许多来访者来说，另一个潜在的阻碍是，在某些引发情绪的情境下考虑其他角度似乎并没有"帮助"。有些人可能会说，尽管他们能想出其他可能的解释，但他们觉得这些想法并不非常可信（或只是稍微可信）；当他们的情绪很强烈时，尤其如此。你也可以观察到，对一些来访者来说，他们的情绪反应强度与他们对特定情境的解释之间存在脱节。例如，一个来访者回避了一个重要的社交场合，他对此的想法是"我可能说不出什么有趣的事"，这样比较极端的行为（回避）和相对温和的认知之间就存在脱节。在这些情况下，需要识别来访者驱动情绪反应的核心自动思维（核心信念），而不仅是浮于表面的认知。

治疗师备忘录

　　这种治疗方法将核心自动思维与表层自动思维区分开来，因为核心自动思维并不特定于某个情境或事件。与自我有关的常见核心自动思维包括："我是无能的""我

[①] 强迫症来访者有时会通过反复思考替代想法来"中和"原来的想法，从而发展成一种新的认知回避策略。为了预防这种情况出现，在必要时需要对使用这个技术的时间做出限制。——译者注

是一个失败者""我不讨人喜欢""我很坏""我毫无价值""我将永远孤独"。而常见的关于世界的核心自动思维包括："世界是一个危险的地方""我终究无法控制发生在自己身上的事情"。每当这些核心自动思维被激活时，来访者可能就会发现自己更加难以灵活地思考，并难以抑制对情绪进行回避性的、非适应性反应的冲动。

在帮助来访者识别他们的核心自动思维时，箭头向下技术是有用的。此技术由一个表层的自动思维开始，然后问来访者一系列问题，比如，"如果这是真的，会发生什么？"以及"如果这是真的（或者真的发生了），对你来说意味着什么？"。"工作表 8.2：箭头向下——识别核心自动思维"的两个完整示例可以在《自助手册》的附录 B 中找到。

一旦核心自动思维被识别，你就可以选择继续工作下去，使来访者的核心自动思维变得更加灵活。可以使用《自助手册》第八章中的问题清单来提出更全面或客观的替代想法（例如，"我还行""我有价值""我足够好""我有时很成功"）。尽量不使用过于积极和不切实际的想法（例如，"我总是成功的"）。我们还发现，鼓励来访者开始寻找支持他们新的、更全面的核心思维的证据，可以帮助他们加强对自我和世界的适应性认知。灵活地思考是关键，因为来访者会继续产生消极的想法，同时也会有积极的或更客观的思考。建议来访者每天写下两三条观察到的证据来支持他们新的核心思维，这样可以促进改变。

第十章

模块 5：应对情绪性行为

（对应《自助手册》的第九章）

概述

模块 5 关注情绪反应中的行为成分，并从回顾情绪性行为（用于控制强烈情绪的行为）在发展和维持非适应性情绪反应中的作用开始。在本模块中，你将帮助来访者识别与之有关的情绪性行为，然后与他们一起寻找并使用替代行为。随着时间的推移，导致来访者强烈消极情绪频繁发生和维持其非适应性情绪反应的认知和行为模式，将通过这些替代行为得以纠正。

模块目标

- 介绍情绪性行为的概念。
- 回顾情绪性行为的类型。
- 帮助来访者识别自己的情绪性行为。
- 演示和讨论情绪性行为的矛盾影响，并提出应对它们的基本原理。
- 帮助来访者逐渐形成针对其情绪性行为的替代行为。

所需材料

- ■ "工作表 9.1：情绪性行为清单"，见《自助手册》的第九章。
- ■ "工作表 9.2：应对情绪性行为"，见《自助手册》的第九章。

回顾家庭作业

与之前的会谈一样，我们通常会从回顾来访者的家庭作业开始。在本次会谈的这一环节，我们会关注来访者的"工作表 8.1：认知灵活化"。来访者能否识别自动思维并更灵活地进行再次评估？如果有用，是否需要找出相关的核心信念并尝试挑战它们？若来访者表示有困难，那么可以提醒他们这项技术可以通过练习来不断精进。若来访者提出很难相信替代解释，则可以提醒他们产生新想法的过程是最重要的——事实上，这正是认知灵活化技术本身所提倡的！和以前一样，如果来访者在完成家庭作业方面有困难，就需要再次强调家庭作业的重要性，并与他们一起解决问题以扫清障碍。

对情绪性行为的讨论

本模块的重点是理解情绪性行为，此术语指的是来访者为控制强烈的情绪而采取的行为。因此，这一阶段的干预集中在情绪的三成分模型的行为部分（见本书第七章）。治疗进行至此，来访者应该已经比较熟悉情绪的三成分模型以及对情绪体验各部分的正念觉察了，这意味着来访者已经能够意识到他们自己的许多行为表现了。本模块帮助来访者更好地了解其行为如何影响情绪体验，并探索如何改变那些有长期不利影响的行为。

在回顾行为在情绪体验中的作用时，可以先从行为影响情绪的几种方式开始。首先，每种情绪都有与之天然相关的行为，这些行为有时被称作与特定情绪相关的行为倾向。例如，焦虑可能促使人准备或回避威胁性刺激，而悲伤往往使人退缩。提醒来访者，这些行为通常都是适应性的，使我们能够对环境快速做出应对反应，这是情绪有利的一面。比如，在演讲前感到焦虑，就会进行练习以确保演讲顺利进行；独自在树林中行走时感到焦虑，可能会促使你尽可能躲开潜在的危险（如偏离路线、被熊攻击）；悲伤时的退缩可以帮助一个人处理哀伤。《自助手册》包含了更多与各种情绪相关的天然行为示例。

治疗师备忘录

正如你在本书第七章讨论情绪的适应性功能时谈及的几种情绪，在这里可以采用类似的方法。讨论每种情绪"固有"的适应性行为，有利于提醒来访者意识到许多行为本身都是有意义的、对他们是有帮助的。如本章所述，我们想要做的是在具体情境中评估并识别那些维持着来访者情绪困扰的行为。

然而，在某些情境下具有适应性的行为，在另一些情境下可能就不合适了，甚至反而会导致情绪障碍的发生和维持。例如，一个威胁性的情境可能会引发愤怒和恐惧，这将激发一个人采取保护自己的行为。在这种情况下，这些情绪可能会导致与战斗、逃跑或两者相关的行为。如果客观上存在可能导致一定程度伤害的威胁（例如，即将被抢劫），那么这些行为将完全具有适应性。然而，如果真正的威胁并不存在，这个人实际上是在经历一个"假警报"，这种行为就不太合适了。也就是说，来访者当下感受到的愤怒程度及其反应与实际情况（例如，来访者的老板在给他们提供建设性反馈）是不匹配的。当讨论到这一点时，重新审视情绪性行为的短期和长期结果是有用的。

记住，这些行为倾向于在短期内减少痛苦，但从长远来看往往会导致更多的问题，包括难以承受的情绪及引发的回避行为，从而维持了功能不良的情绪反应模式，这是造成情绪障碍的核心原因。

介绍完最初的概念之后，便可以与来访者一起识别他们最常发生的情绪性行为。为了便于讨论，可以逐个回顾不同类型的情绪性行为（详见《自助手册》的第九章），并请来访者从他们的生活中举出例子。来访者可以把这些例子写在"工作表 9.1：情绪性行为清单"中。《自助手册》中的表 9.1 定义了每种类型的情绪性行为并提供了相应的示例，相关定义如下所示。

- **情绪驱动行为**：由强烈情绪驱动的行为，旨在降低这种情绪的强度。
- **明显的情境性回避**[①]：完全避开那些会引起强烈情绪的情境或人等。
- **细微的行为回避**：当无法采取明显的回避时，采取阻止人充分体验这种情绪的行为。
- **认知回避**：用来避免思考令人痛苦的事情的认知策略。
- **安全信号**：随身携带用来让人感觉更舒服和／或防止情绪失控的物品。

治疗师备忘录

在本书的前一版中，我们区分了"情绪回避"和"情绪驱动行为"。情绪回避（包括明显的情境性回避、细微的行为回避、认知回避和安全信号）可以被认为是个人用来防止产生强烈情绪的策略。而情绪驱动行为可以被认为是一个人已经产生强烈情绪后做出的行为。有时，以时间的动态视角来看情绪性行为的发生，有利于理解来访者；而了解不同类型的情绪性行为之间的细微差别，则有利于理解来访者行为反应的功能。然而，这种区分不是必要的，而且往往会使一些来访者感到困惑。

---

① 习惯上也可简称为明显的回避。——译者注

表 10.1 列出了与不同类型的情绪相关的情绪性行为的例子，以及它可能代表的某种行为类型。记住，这些概念适用于所有类型的情绪，所以在探索来访者的行为时，考虑到所有情绪是有必要的。

表 10.1 情绪性行为示例

情绪驱动行为 由强烈情绪驱动的行为，旨在降低这种情绪的强度	
检查行为（如，门锁、炉子等）	反复寻求安慰
自伤行为	朝别人咆哮或者殴打别人
侮辱某人	当感到焦虑或害怕时离开
过度道歉	反复拨打电话以确定他人安全
饮酒或使用其他成瘾物质	过度沉溺于愉悦的活动

明显的情境性回避 完全避开那些会引起强烈情绪的情境或人等	
因担心惊恐发作，而用步行取代乘坐公共交通	回避拥挤的人群
为了回避会引起社交焦虑的情境而不参加聚会	回避运动或者其他会引发生理反应的活动
减少与朋友见面	拒绝在"上下班高峰时期"开车
回避愉悦的活动	躺在床上或频繁打盹

细微的行为回避 当无法采取明显的回避时，采取阻止人充分体验这种情绪的行为	
在聚会上发短信，避免闲聊	避免摄入咖啡因
完美主义	限制食物摄入
避免眼神接触	过度计划
拖延（回避有高强度情绪的任务）	进行贬低性评价以减少某情境的乐趣
发表尖刻的言论	低声说话

认知回避 用来避免思考令人痛苦的事情的认知策略	
转移注意力（如阅读、听音乐、看电视）	担忧 / 思维反刍
赶走引发情绪的"坏"想法（压抑想法）	强迫自己积极地思考
安慰自己一切都好	分离体验

安全信号 随身携带用来让人感觉更舒服和 / 或防止情绪失控的物品	
带着"好运"护身符以感到心安	随身携带水瓶、药品或手机等"以防万一"的物品
由"安全人员"陪同去往某处	带着做自我防卫的东西
囤积水、食物和其他物资，以备不时之需	随手带阅读材料

　　除了在《自助手册》中所描述的情绪性行为外，你还应该注意对于与情绪相关的身体感觉的潜在回避。这种回避在情绪障碍中很常见，因为这些身体感觉可能会触发强烈的情绪。例如，一些来访者拒绝喝咖啡或做身体锻炼，因为这些会触发心率的加快，而心率加快通常是与焦虑相关的身体感觉。对身体感觉的回避将在模块 6 中进行更详细的讨论（见本书第十一章）。

　　同样值得注意的是，这些概念既适用于积极情绪，也适用于消极情绪。例如，患有抑郁的个体经常报告自己难以感受到积极的情绪。此外，情绪障碍来访者有时表示不愿意体验积极情绪，因为他们怕"乐极生悲"或担心之后会发生不好的事情，使心里产生落差。因此，他们可能会将上述任何一种行为应用到回避积极的情绪体验中，作为避免失望的一种方式。

理解行为在维持情绪障碍中的作用

　　对于来访者来说，理解不良的情绪性行为如何长效地维持他们的情绪困扰是十分重要的。在来访者实施了情绪性行为，并缓解了紧张的情绪体验之后，无论这个过程发生得多么快，这种行为都会得到强化。下一次，当来访者又进入一个引发强烈情绪的情境时，他们会有冲动去做类似的事情，因为它在过去已经"起作用"了（通过降低情绪强度得到了强化）。尽管这些行为让他们在当时感觉好一点（或不那么糟糕），但它们也会强化这样的信念，即这种情绪是危险的，来访者无法应对。因此，下一次当来访者体验到相同或另一种强烈的情绪时，他们将更有可能做出（之前被强化的）情绪性行为，从而保持长期的非适应性的情绪反应模式。

治疗师备忘录

帮助来访者理解情绪性行为会如何随着时间的推移而不断地习得和加强，可以帮助他们了解为什么自己一直在实施这些行为，而不考虑行为的结果。这种洞察力在治疗中是不可或缺的，因为它可以促进来访者对自己的行为采取非评判的态度，增加他们改变的意愿。

例如，一个来访者在与老板进行了一次不愉快的谈话后，冲出了他的办公室。早点离开办公室（逃离）可能会帮助他"平静下来"，在短期内感觉不那么心烦意乱（降低了情绪强度）。然而，在那种情况下，心烦减少的感觉所强化的逃离行为，也可能出现在其他类似的情境中。长此以往，可能会导致人际关系的问题，并影响来访者发展出或使用更适当（且更有效）的社交行为，如坚定自信。

情绪回避的示例

《自助手册》提供了一个具体的关于压抑想法的练习来证明情绪性行为的矛盾效果。这个练习改编自丹尼尔·韦格纳（Daniel Wegner）教授和戴维·施奈德（David Schneider）教授关于精神控制和思维压抑的实验（Wegner，Schneider，Carter，& White，1987）。在那个实验中，研究的参与者被要求去想除了白熊以外的任何东西；这个实验任务证明，要刻意地不去想一些东西几乎是不可能的。在《自助手册》中，来访者被要求尽量不去想让他们特别尴尬的情境或记忆。在 1 分钟里，要求他们把注意力集中在那段记忆上，然后评估他们的注意力集中的程度。在下个 1 分钟里，要求他们想在那些记忆以外的事情，并再次进行评估。大多数来访者发现，回避记忆比专注于记忆难得多。

这个练习有力地证明了试图压抑想法（和情绪）通常不会成功这一观点。事实上，如果个体试图通过压抑来阻止自己产生某些想法和情绪，往往反而提升了它们出现的频率和强度。你可以告诉来访者，尽管他们也许能够在一段时间内没有想起那段记忆（该任务的目的），但大脑偶尔会需要"检查"一下，以确保有关那段记忆或情境的想法没有出现在自己的脑海中。这个过程涉及对记忆或情境的重现，因此他们无法避免地会在某种程度上想到它们。

有些来访者会说，他们能够完全避免把注意力集中在记忆上。在这种情况下，来访者通常会花很多精力来回避，可能是通过分散自己的注意力（例如，数吊顶上的格子、列清单、在心里唱歌）。在这里，有必要指出，来访者为避免想起这些记忆付出了多少努力，而一旦他们停止付出这些努力（在"现实世界"中很难维持），记忆就会恢复，从而证明压抑记忆仍然是一种低效的策略。

打破无益的情绪性行为的循环

在讨论了各种情绪性行为和它们可能起到的作用之后，接下来就是介绍替代行为的好时机了。这是来访者用来打破无益的行为循环的技术。所谓替代行为，指的是采取与来访者在体验强烈情绪时所做的不同的行动，通常是相反的行为。

当讲到识别替代行为时，重要的一点是向来访者强调他们应该努力做一些不同的事情。来访者通常只会说："我要停下来（这种情绪性行为）。"然而，从做点什么到什么都不做，通常是非常困难的，尤其是在面对不舒服的情绪体验时。根据我们的经验，让来访者从做一件事转向做另一件事要容易得多。《自助手册》中的表 9.2 包含许多针对情绪性行为的替代行为。本章的表 10.2 提供了一个缩减版的替代行为清单。

表 10.2 情绪性行为的替代行为示例

情绪	情绪性行为	替代行为
恐惧	逃离 / 回避人群或场所	靠近人群或留在当前情境中
	挑衅打架	冷静地沟通
	威胁他人	表达赞美
悲伤	远离朋友	打电话给朋友，制订出行计划
	回避喜欢的活动	制订计划去做些有趣的事
	聆听悲伤的音乐	聆听振奋人心的音乐
焦虑	过度准备	为准备时间设定一个期限，参加愉快的活动
	回避	直面当前情境
	寻求安慰	通过讨论其他事情来避免寻求安慰
愤怒	打架	在做出反应前暂停一下，去散个步
	怒吼	用平静的语气说话
	砸东西	慢动作行动，把东西轻拿轻放
内疚 / 羞耻	退缩	联系他人
	回避眼神交流	进行眼神交流
	小声说话	大声说话

治疗师备忘录

识别情绪性行为并理解其功能（情绪回避和情绪反应抑制）与发展出一种有效的替代行为同样重要。我们鼓励你花时间在这个层面上与来访者展开讨论，也可以使用来访者所完成的"工作表 5.1：情绪的三成分模型"中的例子。

改变我们的行为也会改变我们的感受。例如，想象一个来访者收到了朋友一起出去吃饭的邀请，但他不得不拒绝，因为这与他计划好的安排有冲突，但他又对这样做感到内疚。因此他在与朋友沟通时，可能会开始体会到身体感觉，如发抖、战战兢兢和心跳加速。他可能还会想，"我拒绝了他的邀请，我真是一个糟糕的朋友"。这些感受和想法会促使他过度道歉。在短期内，这种行为可能会减轻他的负罪感。但从长远看，它会强化这样一种观念：拒绝别人是一件错事，而且这可能会惹恼朋友！反过来，如果来访者使用替代行为，并简单地解释他们的安排有冲突，他就可能注意到自己在那一刻确实感到不舒服，但从长远来看，当类似的情境再次出现时，他的负罪感就会减少。与情绪性行为相比，实施替代行为通常会产生不同的短期和长期结果。这些新行为在短期内往往更难实施，从长期来看则会降低情绪强度，使来访者为自己的应对能力感到自豪。

治疗师备忘录

　　情绪的三成分模型（见本书第七章）用一种有效的方法说明了情绪性行为是如何进入无益的情绪循环的。前面的例子可以画在一个模型中，以说明行为与来访者情绪体验中的其他成分（想法和身体感觉）如何相互作用。

家庭作业

- 来访者可用《自助手册》中的"工作表 9.1：情绪性行为清单"来识别在治疗中没有讨论的其他情绪性行为。
- 让来访者开始使用"工作表 9.2：应对情绪性行为"，从而改变情绪性行为（包括回避行为和情绪驱动行为），以应对不良情绪和情境。
- 指导来访者每周通过完成"工作表 3.1：焦虑量表"和"工作表 3.2：抑郁量表"（以及他们可能也在使用的"工作表 3.3：其他情绪量表"和"工

作表 3.4：*积极情绪量表*"），来持续监测自己的情绪体验，并将总分记录在"工作表 3.5：**进展记录**"上。

■ 在准备情绪暴露（见本书第十二章）时，鼓励来访者试着进入可能引发不舒服情绪的情境是有帮助的。也许是与朋友谈论一个不愉快的话题，观看会引发痛苦的电视节目或电影，或其他类似的活动。此时，来访者还不需要引出与自身相关的情绪。但重要的是，他们开始练习情绪暴露，体验到轻微的威胁，以获得做这些活动的感觉。指导来访者练习觉察自己在这些情境下的情绪体验，包括自动思维和情绪性行为。

案例片段

案例片段 1

在此案例片段中，治疗师帮助来访者识别了某种具体的情绪性行为，随后引出了替代行为。

来访者：一般来说，如果我要做演讲了，就要花很多时间准备。我知道自己是在避免犯错……但这不是一件好事吗？我的意思是，很多人都是这么做的。也许我的焦虑在帮我。我只是想把工作做好。

治疗师：这是一个很好的观点。我同意，回避有时是具有适应性的，我能理解你不想在一次重要的演讲中犯很多错误。但是考虑到不同演讲的重要程度，你认为你花在准备上的时间合理吗？在演讲结束后，你有没有回过头来想一想自己是否需要做那么多准备？

来访者：我明白你的意思了。是的……我可能不需要做那么多准备。有些演讲确实更重要，但我认为我为每次演讲做的准备都是一样的。即使对于那些重要的演讲，我也会准备得有点过头。

治疗师：你知道自己为什么要做这么多准备吗？

来访者：就像我们上周说的，我可能会担心自己能否做好，我害怕在演讲时变得焦虑，脑子里一片空白，然后无法继续。

治疗师：我想我们都同意，不做任何准备就开始一次重要演讲可能不是一个好主意。但在这一点上，你的行为似乎主要是为了避免一个不太可能发生的结果。也就是说，你为了避免在那种情境下感到焦虑而过度准备。你害怕焦虑会严重影响你的表现。

来访者：我同意。

治疗师：但我想知道是否有证据支持这个观点？你曾经说过，即使自己在演讲中感到焦虑，也做得很好。上周我们一致认为，即使你做得不好，最后你也能处理好。所以在这种情况下，我不知道过度准备是否合适。它可能会阻止你验证在那种情境下产生焦虑情绪时的一些想法，并且不会让将来类似的情境变得更容易应对。

来访者：你说得对。也许我应该只在有非常重要的演讲时多做准备，即便是那样，我也可以把准备的程度尽量控制在更合理的范围内。我在内心深处知道，即使没有万全的准备，自己也可以做得不错。

案例片段 2

在此案例片段中，来访者很难意识到自己以为的个人偏好实际上是一种情绪性行为。治疗师帮助并鼓励她思考此种行为的作用，以及它是怎样与其焦虑和担忧情绪形成联系的。

来访者：昨晚外面特别热，我丈夫想把卧室的窗户打开。但我不让他去开，他为此很生气。

治疗师：你为什么不想打开窗户？

来访者：外面的噪声使我难以入睡。早晨，鸟儿总是叽叽喳喳叫个不停。有时，它们会把我吵醒。

治疗师：有道理。但我想知道你丈夫为什么这么生气。

来访者：他认为这和我的焦虑有关。他说我多疑。

治疗师：为什么他会认为你多疑呢？

来访者：还记得我告诉过你几年前我们家被人闯入过吗？在那之后，我一直很担心有人再闯进来，尤其是在晚上。从那以后，我就不想让窗户开着了。

治疗师：所以你和你丈夫在晚上睡觉时，会关上窗户以防有人闯入吗？

来访者：嗯，也因为鸟的叫声……不过我想主要还是怕有人闯进来。我知道这不太可能。我们家住三楼。但是如果晚上把窗户打开，我会很焦虑，除非关上并锁住窗，否则我真的很难入睡。

治疗师：有时候，我们很难知道自己的行为是出于个人喜好，还是出于逃避。你觉得在这种情况下，我们该怎么弄清楚？

来访者：嗯，我想在有人破门而入之前，我并没有太在意晚上窗户是否锁上了。如果我睡在另一个地方，我也不那么在意，即使外面有噪声。所以我想，我主要还是在避免有人再次闯入家里，尽管这种情况不太可能发生。

疑难疏解

区分适应性和非适应性行为

在本模块一开始，我们介绍了行为倾向的概念，并提醒来访者理解情绪以及相关的行为通常是具有适应性的。有时，正如本章案例片段 1 所示，来访者很难区分一种行为何时是适应性的，何时是干扰性的。在这种情况下，治疗师与来访者一起考虑来访者对自己行为的期望、行为发生的具体环境以及相关结果，将有助于找出那些可视为适应性与非适应性的行为。识别在何时及何种情况下，一种行为应该被认为是适应性还是非适应性的，对于改变行为至关重要；而帮助来访者逐渐形成这种辨别能力是治疗的重要组成部分。一般来说，当行为陷入前面提到的短期可减少痛苦但长期维持了痛苦的模式时，其适应性就会减弱。

区分不同类型的情绪性行为

对于一些来访者来说，不同类型的情绪性行为（例如，明显的情境性回避、细微的行为回避、认知回避、安全信号和情绪驱动行为）之间的区分可能令人困惑。虽然这些分类旨在提供一种启发，帮助来访者检查并找出那些对他们不利的行为，但没有必要纠结于这些微妙的区分。相反，应该专注于帮助来访者理解情绪性行为的功能（远离强烈的情绪），以及这些行为在维持情绪障碍中的作用，然后努力实施替代行为。

将情绪性行为看作个人偏好

正如本章案例片段 2 所示，一些来访者有时会难以将一个行为识别为情绪性行为，即使它看起来像。在通常情况下，来访者会声称情绪性行为是一种个人偏好。在本章案例片段 2 中，来访者表示，由于外面的噪声，她更喜欢关着窗户睡觉。然而，她也承认，如果窗户开着，她会担心有人闯进家。因此，这种行为起到了情绪性回避的作用，使她能够避免在窗户打开时体验焦虑情绪。虽然来访者可能认为一些行为只是反映了个人偏好，而非情绪性行为，但治疗师应该与来访者合作，认真地考虑这种可能性，即这些"偏好"实际上可能代表了对内部或外部刺激的潜在恐惧。再次对各种行为的短期和长期结果进行讨论有助于将偏好与情绪性行为区分开。

来访者强调情绪性行为使自己变得更糟

尽管我们常说情绪性行为会使来访者在短期内感觉更好，但有些来访者会发现这种描述与他们的体验不一致，声称情绪性行为无论在短期还是长期内都使他们感觉很糟。在这种情况下，情绪性行为往往是"两害相权取其轻"。虽然这种情绪性行为让人感觉不太好，但比完全抵制这种行为的感觉要好。例如，忧虑在发生的时候会让人很不愉快，而且会长期带来干扰。然而，它也会让人感觉像是在解决问题，因为如果人们不去担心，他们可能会因为"忽视"关心的议题而感到内疚。所以，虽然担心是不愉快的，但如果不去担忧，感觉会更糟。在这些情况下，并不是情绪性行为让人感觉良好，而是它比另一种选择要好。

难以靠头脑风暴想出替代行为

有时，来访者在想出替代行为时会遇到困难。当这个问题出现时，可以先鼓励他们考虑最极端的替代行为，然后把它调整到一个可行的、他们愿意做的行为。例如，有一个来访者因为害怕冒犯女性而避免与女性交流，他的情绪性行为之一就是如果在火车上有女性站在他旁边，他就会下车。最极端的相反行为可能是在火车上走向一位陌生的女性，站在她旁边并和她说话。当然，来访者可能不愿意这样做。因此，更可行的做法可能是站在女性旁边，不说话。

治疗师备忘录

　　为担忧和思维反刍想出一个替代行为是特别困难的。对于这些行为，我们建议使用正念情绪觉察作为替代行为。聚焦当下的觉察在本质上就与对过去的思维反刍或对未来的担忧不一致。另一种可能与担忧相反的行动是问题解决，也就是说，列出解决问题的具体步骤，然后一步一步地执行。正念在解决问题时也很重要，因为"锚定当下"可以提供一个有用的框架，让来访者能够实施他们的计划。

第十一章

模块 6：理解并直面身体感觉

（对应《自助手册》的第十章）

概述

本章着重于内感性暴露，即对强烈情绪引起（或触发强烈情绪）的身体感觉的暴露。《自助手册》中描述的练习旨在帮助来访者进一步了解作为情绪反应成分之一的身体感觉。此外，这些练习和持续聚焦于身体感觉的暴露，有望帮助来访者学会耐受和以不同的方式思考这些感受，并提供机会打破身体感觉和强烈情绪（如恐惧、焦虑和悲伤）之间的连锁反应。

模块目标

- 增加来访者对身体感觉在其情绪反应中所起决定性作用的理解。
- 帮助来访者识别与情绪相关的内部身体感觉。
- 反复进行练习，以帮助来访者更容易觉察自己的身体感觉，提高对这些症状的耐受度。

所需材料

- **身体感觉诱发表**，见《自助手册》中"工作表 10.1：**身体感觉诱发练习**"的下方。
- 细吸管或咖啡吸管。
- 秒表、计时器或有秒针的时钟。
- 任何其他可能与来访者特定的生理反应相关的材料（例如，暖风机、手腕负重器、束腰带）。
- "工作表 10.2：**身体感觉训练**"，见《自助手册》的第十章。

回顾家庭作业

在开始本章之前，请回顾"工作表 9.2：**应对情绪性行为**"，以及布置的其他工作表。现在，来访者可能已经能够识别针对情绪性行为的替代行为了，但或许还难以执行那些新的替代反应。你需要与来访者一起梳理他们无法持续投入新行为中的具体原因。帮助来访者识别和挑战对结果预期是有用的，即在他们看来，如果不卷入当前的情绪性行为，会发生什么。例如，来访者可能认为，如果不卷入某种特定的情绪性行为，这种情绪的强度就会增加，或者这种情绪会无限地持续下去。解决这些问题将帮助来访者看到这些情绪性行为是非适应性的，并从本质上为新的替代行为"扫除障碍"。

身体感觉和情绪反应

就像来访者要学习将想法和行为作为情绪反应的一部分一样，对他们来说，充分地理解身体感觉如何影响情绪也是很有帮助的。在这里，我们强调，情绪对情绪体验的重要性取决于来访者如何思考和体验这些身体感觉，它们可能会促使情绪变得更加难以容忍。例如，一个人在一群观众面前演讲，他开始感到心跳加速，手心出汗，头昏眼花，并有轻微的不真实感。如果这些感觉被视为对个人语言表达能力的威胁，他的情绪反应将被强化（包括身体上的感觉），这反而会导致这个人更加关注这些感觉，陷入循环。反过来，如果发表演讲的人将这种感觉理解为在高压环境下的正常反应，不相信这种感觉会明显影响他们的表现，或者接受这种可能出现的干扰，他就更有可能将注意力集中在演讲上，并且在一段时间后，症状会自行消失。

在讨论身体感觉时，你可以补充强调认知在改变来访者的这方面感受上所起的作用。我们之所以提出这个观点，是发现环境背景会影响我们对身体感觉的解释和接受度。例如，游乐场是专门为诱发强烈的身体感觉——头晕、心跳加速、呼吸急促等——而设计的，事实上，这正是让孩子们感到有趣的地方！这些娱乐设施同样也能让成年人产生类似的身体感觉。然而，当同样的感觉出现在一个焦虑的成年人身上，或者出现在一个意料之外的环境中时，他们对此的解释就会截然不同。你可以指出，根据环境的不同，同样的身体感觉可能会与不同的情绪联系在一起——比如脸红与骄傲、尴尬或愤怒的不同关系，取决于当时所产生的想法。这说明，身体感觉本身并不具有威胁性；相反，是我们的解读使它们有了这种感觉。

治疗师备忘录

正如许多从业人员所知，内感性暴露在传统上被应用于对惊恐障碍的治疗，在这种疾病中，对身体感觉结果的特别关注是其精神病理学的核心。然而，在对各种诊断的来访者进行了内感性暴露后，我们坚信，这种干预可以使那些在强烈不舒服的情绪产生时有明显身体感觉的来访者受益，也包括那些最初并不认为对身体感觉的恐惧是一个问题的来访者。如前所述，身体感觉常常是来访者说服自己无法应对消极情绪的理由。例如，抑郁症来访者在情绪低落时，会有身体疲惫的感觉，可能不太愿意进行行为激活。强迫症来访者可能会报告，当有生理唤起时，他们的闯入性想法似乎更真实和有威胁性。社交焦虑症来访者可能会发现，脸红或出汗增加了他们担心在社交互动中受到负面评价的可能性。当焦虑伴随不适的身体感觉（如心率加快或肌肉紧张）时，广泛性焦虑障碍来访者常常有更强烈的冲动，想要去做回避的情绪性行为（如拖延）。在上述每一种情况中，过程都是一样的：对身体感觉的担忧加剧了对情绪体验的厌恶，从而增加了应对身体感觉的压力。

在会谈一开始，对身体感觉在情绪反应中的作用进行讨论，为来访者练习针对身体感觉的认知灵活化技术提供了更多的替代解释。不妨抓住这个机会，识别来访者在情绪体验中频繁出现的身体感觉，在必要时可以回顾"工作表 5.1：情绪的三成分模型"中的例子或者使用"工作表 6.1：情绪反射弧"。接下来，继续讨论回避身体感觉和进行身体感觉暴露的意义。

回避身体感觉

惊恐障碍来访者会回避身体感觉是很正常的。但根据我们的经验，有其他焦虑和抑郁症状的来访者也常表现出某种程度的对身体感觉的回避。比较明显的情境性回避包括回避体育锻炼、与朋友争吵、看恐怖电影、进行性行为等所有会引发强烈身体感觉的行为。来访者还可能会回避诱发身体感觉的物质，如含咖啡因的饮料、巧克力、能量饮料，甚至是非处方药物。另外，还包括了转移自己对身体感觉的注意力。很显然，回避使个体无法意识到自己对于强烈情绪体验下的身体感觉的耐受度，从而维持了对这些感觉的警惕和敏感。因此，本模块的大部分内容致力于帮助来访者反复面对身体感觉，从而提高来访者对这些感觉的耐受度，并认识到这些感觉是无害的。

经过多次练习，来访者对症状的焦虑会逐渐下降。让来访者系统地面对他们害怕的感觉与他们过去体验这些感觉的方式非常不同，因为后者很可能伴随明显的恐惧和逃避。在这种情境下，来访者将尽力贴近而不是逃避让他们不舒服的情绪体验中典型的身体感觉。这里有一段向来访者介绍内感性暴露的示范，借鉴了上一模块关于情绪性行为的描述。

正如我们在整个治疗过程中一直谈论的，努力建立一种对情绪及其成分更接纳和包容的态度。前面提到了对身体感觉的解读是如何影响我们的感受的，这些在之前做过的"工作表 5.1：情绪的三成分模型"和"工作表 6.1：情绪反射弧"中都有体现。还记得你说过，当你担心家人时，会感到全身肌肉紧张，这时如果打电话给他们，你就可以放松下来。但我们在上次会谈中说过，给家人打电话其实是一种情绪性行为，会导致你长期处于焦虑状态。所以在理想情况下，在担心家人的想法出现时，肌肉紧张的感觉不再会增加给家人打电话的冲动。请记住，我们将努力建立一种更宽容的态度来面对身体的紧张感以及当你情绪化时出现的其他感觉。就像我们一直在练习用替代行为对抗情绪性行为一样，我们也将练习一种替代方式来应对肌肉紧张的习惯反应。不是马上做让自己感觉更舒服的事，而是通过练习来有意地让肌肉紧张起来，然后什么都不做——只是忍受它带来的感觉和痛苦，看会发生什么变化。我们会一遍又一遍地这样做，当你越来越习惯这些感觉时，最终就不会再担心它们导致消极结果或让人无法忍受了。

症状诱发练习

在进行内感性暴露之前，有必要确定哪些练习最可能引发类似于来访者在强烈情绪体验下的身体感觉，且这些感觉至少对他来说是适度痛苦的。这些练习的操作说明可以在《自助手册》第十章的"诱发身体感觉"一节找到，通常都需要进行至少 60 秒的练习。《自助手册》中详细描述了一些练习方法，但根据来访者目前的症状，治疗师应该创造性地尝试开发与来访者最相关的练习。"工作表 10.1：**身体感觉诱发练习**"下方的**身体感觉诱发表**可以用来评估来访者对这些练习的反应。每次练习后，要求来访者评估与症状相关的痛苦程度，以及这些症状与日常情绪反应引发的部分症状的相似程度。对每一项症状都要进行 0—10 分的评分（痛苦程度的评分标准：0 = 没有痛苦，5 = 中等强度的痛苦，10 = 极其痛苦；相似程度的评分标准：0 = 完全不同，5 = 中等程度的相似，10 = 极其相似）。根据评估结果，可以选择一些练习作为额外的训练，或者将它们布置为来访者的家庭作业。

症状诱发练习要尽可能以一种能引发强烈身体感觉的方式进行。虽然来访者最初只能进行短时间的练习，但之后可逐渐延长练习时间。然而，更重要的是，感觉需要被完全地诱发出来，而来访者要持续地暴露于超过最初体验的身体感觉，因为在第一次练习时，若半途中止练习，会强化对身体症状的恐惧。在治疗早期训练的聚焦当下的觉察技术也能在练习中发挥作用。你可以指导来访者在练习时专注于他们当下的感觉，而不是转移注意力。如果来访者注意到在练习中出现了某些想法，他们不需要在此时进行认知重评，而应只是简单地注意到它们是体验的一部分。所有形式的回避（例如，转移注意力、不完全的症状诱发、安全信号的存在）都应避免，使来访者从暴露中获益最大。

治疗师备忘录

在进行症状诱发练习之前，要充分评估任何可能对来访者有害的医疗状况，并酌情咨询来访者的医疗专业人员。区分心理痛苦和真正潜在的伤害也很重要。例如，一名在原地跑步时害怕心脏病发作的（医学确认过没有任何心脏相关问题）、被诊断为惊恐障碍的来访者，与一名医疗记录上写着心脏面临骤停风险的来访者是不同的。

重复暴露

在确定了能引起与来访者症状最相似的身体感觉的活动后，重要的是确定与这种身体感觉相关的害怕结果。令人担忧的结果可能包括昏倒、呕吐、死亡、心脏病发作、全面惊恐发作、失去控制、长时间感到痛苦或在训练后无法做其他事情。识别这些结果是很重要的，因为内感性暴露（和一般的情绪暴露）的目标是产生与来访者过去的经验或原本的预期不同的结果。在确定了担心的结果后，你可以建议来访者进行反复练习，可以在治疗中或作为家庭作业进行。在理想情况下，你可以请来访者先在你的咨询室中练习，这样可以加以指导，特别是留意细微的行为回避（例如，提前停止，没有全力投入，转移注意力）。内感性暴露试验的持续时间可以逐渐延长，以便来访者认识到他们逐渐能够完成"难度"更大的练习，特别是在最初的练习后，压力迅速减轻的情况下。

根据内感性暴露的相关研究（Deacon et al., 2013），我们建议来访者重复进行相同的练习，在试验之间不要休息——来访者只要有足够的时间给痛苦程度和相似程度评分即可。练习应该持续进行，直到来访者不再担心他们所害怕的结果发生。为了评估这一点，尽管不是必需的，你也可以让来访者对期望进行评估（例如，"我认为用细吸管呼吸导致我失去控制的概率是40%"）。虽然无法保证必然如此，但来访者的痛苦程度大概率会随着试验的进行而减弱。在这个过程中，我们的经验是继续练习，直到痛苦评分低于3分（满分10分）。然而，通过这些练习，最重要的是改变来访者对体验身体感觉的预期和解释，无论是否痛苦都有耐受与接纳的意愿。

家庭作业

- 建议来访者按照"工作表 10.2：**身体感觉训练**"中的指示反复进行身体感觉暴露。这个工作表可以帮助来访者在家里做练习。在会谈中和来访者商定三种简短的身体感觉暴露练习作为家庭作业。
- 指导来访者每周通过完成"工作表 3.1：**焦虑量表**"和"工作表 3.2：**抑郁量表**"（以及他们可能也在使用的"工作表 3.3：**其他情绪量表**"和"工作表 3.4：**积极情绪量表**"），来持续监测自己的情绪体验，并将总分记录在"工作表 3.5：**进展记录**"上。

案例片段

在接下来的两个案例片段中，治疗师解释了为什么过度通气会诱发来访者的身体感觉，并解释了为什么练习不太可能导致晕倒（这是来访者特别担心的部分）。

案例片段 1

来访者：为什么呼吸急促会引发我身体上的这些感觉？

治疗师：这是一个好问题。抛开一些细节不谈，过度通气本身就会导致血液中的二氧化碳含量过低，这就导致了你在过度通气时可能会感到的许多症状。例如，低水平的二氧化碳会导致大脑血管收缩，使流向大脑的血液略有减少，从而导致头晕。慢慢呼吸，或者让你的身体进行自我调节，使氧气和二氧化碳的平衡恢复正常，身体症状就会自然减轻。

案例片段 2

来访者：如果做过度通气练习，我不会晕倒吗？

治疗师：简短的答案是不会。至少是极不可能的，除非你特别容易晕倒。人们晕倒通常是由于血压或心率突然下降，这不是过度通气时会发生的事情。即使人们可能会因为过度通气而晕倒，也通常发生在长时间过度通气之后立即屏住呼吸时。我们的练习时间不会长到引起这种情况发生。然而，它可能会引发一些轻微的身体不适感，包括头晕，心率加快，手和脸有刺痛感。这些都是正常的感觉，并不一定意味着你将会晕倒。

案例片段 3

在此案例片段中，治疗师向来访者解释了进行内感性暴露的基本原理，以使他们对任何身体感觉都不会感到害怕。

来访者：我真的不觉得自己害怕任何身体感觉。你还是认为我们应该进行练习吗？

治疗师：是的。即使你并不害怕任何身体感觉，这些锻炼也会给你一个让你真正专注于身体感觉并培养情绪反应觉察的机会。这样，当你体验到强烈的情绪反应时，就能更好地注意到其中的身体反应。还想告诉你的是，即使身体感觉不是你所害怕的，这些练习也会有帮助，因为在这些情况下，身体感觉也是让情绪难以忍受的一部分。

案例片段 4

在此案例片段中，治疗师为来访者提供了决定何时停止过度通气练习的指导。

来访者：无论做多少次过度通气，我都会感到头晕和刺痛。什么时候可以停下来？

治疗师：感到头晕或刺痛时，你痛苦吗？

来访者：现在不痛苦了，原来痛苦……这真的让我很困扰……但现在只是不舒服。我不太喜欢那样，但那不会让我焦虑什么的。

治疗师：如果你不再受这些感觉困扰，就没有必要继续练习了。记住，这些练习不是为了消除这些感觉，而是为了减轻你感觉到的痛苦。你可以不时地回到这个练习上，不过现在，我认为你可以做另一个练习了。

疑难疏解

在练习中不太痛苦

一些来访者在症状诱发练习中没有表现出太多的痛苦，可能有很多原因。其中之一也许是他们需要做不同于《自助手册》中列出的练习。你应该与来访者合作，共同识别他对身体感觉的回避，然后利用这些信息构建一个更有可能引发强烈身体感觉（和痛苦）的练习。下面是一些可以尝试的例子，也可以在《自助手册》中找到。

- **可提升心率的身体练习**：深蹲，俯卧撑，上下跑楼梯。
- **可造成发热感和出汗的身体练习**：波比跳（先做一个俯卧撑，然后双脚跳至两手之间，随后跳着站起身；再把双手放回脚边，跳跃回到俯卧撑的姿势；如此反复），穿着厚重的外套坐在取暖器前。
- **可引发头晕的身体练习**：把头左右摇晃；坐下来并把头放在两腿之间，再迅速抬头。
- **可引发方向错乱感的身体练习**：面对镜子，从几厘米远的位置看自己的脸；盯着一盏明亮的灯或图案（例如百叶窗），再突然看向别处。
- **可引发颤抖感的身体练习**：拿着书或哑铃直直地保持在身体两侧，直到手臂开始抖动；保持平板支撑的姿势，直到身体开始抖动。
- **可引发沉重或疲惫感的身体练习**：戴上手腕、脚踝的负重器或背很重的包进行 5 分钟的日常活动。
- **可引发恶心或饱腹感的身体练习**：喝大量水，把腰带系得很紧。

来访者做了细微的行为回避

你需要注意到，有些来访者还未充分体验到身体感觉，就停止了练习。他们可能会在感觉出现时立即中止练习，或者可能不会以所需的强度进行练习。你需要和来访者讨论这种回避，并帮助来访者改变他们对这种情境的焦虑想法。即使来访者在完成练习时没有报告太多痛苦，也应该要求他们进行反复练习，以增强对身体感觉的觉察；在其他情境中有类似感受时，能够意识到。

在家练习的困难

有时，来访者会报告自己在家完成症状诱发练习有困难。在通常情况下，这是因为医生或治疗环境所带来的安全感不复存在。来访者开始担心，如果体验到强烈的身体感觉，会不容易从中恢复，或者可能导致更强烈的情绪。你可以帮助来访者识别这样的结果，并与他们一起重新评估所担心的结果（例如，"最坏的情况是什么？""当你过去独自一人有这些感觉时，发生了什么？"）。也可以使用渐进的方法。比如，来访者可以先在朋友或家人在场的情况下开始练习；甚至可以在你的办公室里练习，而你不在办公室里；接下来，来访者再开始单独练习。

对身体感觉的条件性厌恶

对有些来访者来说，身体感觉只在特定情境中才会令他痛苦，在其他情境中则不会。通常，这是由来访者在特定的环境中如何思考这些感觉导致的。例如，在开车时感到头晕，可能会被认为比在其他情况下更危险。你可以澄清他们的想法，提醒来访者，在这种情境中发生的症状并不比在其他情境中更有害，包括在你的办公室里。此外，在某些情境中，对身体感觉的担忧可能不是生理唤起固有的，而是与其他方面有关（例如，当可见的身体症状出现在社交场合中时，害怕被别人评价）。如果是这种情况，后面的治疗就可以把内感性暴露与情境暴露结合起来。

第十二章

模块 7：情绪暴露

（对应《自助手册》的第十一章）

概述

本模块聚焦于情绪暴露。本模块设计的练习专门用于唤起来访者的强烈情绪体验，因而来访者可以把在治疗中掌握的技术付诸实践。在简单地介绍情绪暴露的概念和参与练习的基本原理后，你就要协助来访者逐步直面产生强烈情绪反应的内部和外部刺激，同时帮助来访者调整他们的情绪反应。你可以帮助来访者将在治疗中学到的技术（例如，聚焦当下的情绪觉察、非评判、认知重评）纳入暴露实践，并处理任何可能阻碍治疗进展的情绪回避（或其他行为）。

治疗师备忘录

对于许多来访者而言，有可能的话，多用几次会谈进行情绪暴露的练习是大有裨益的，至少应用 2 次会谈的时间专门完成本模块。本模块汇集了来访者在本治疗项目中所学的所有技术，并为来访者提供了巩固的机会。

模块目标

- 帮助来访者理解情绪暴露的目标。
- 协助来访者完成涉及恐惧和回避的情绪暴露等级，并且了解如何设计有效的情绪暴露练习。
- 帮助来访者通过重复进行对情绪暴露技术的练习来直面强烈的情绪。

所需材料

- （针对来访者）的情绪诱发练习材料。
- "工作表 11.1：**情绪暴露等级**"，见《自助手册》的第十一章。
- "工作表 11.2：**情绪暴露练习记录**"，见《自助手册》的第十一章。

回顾家庭作业

在回顾了来访者的焦虑量表和抑郁量表（以及他们可能也在使用的**其他情绪量表和积极情绪量表**）与"工作表 3.5：**进展记录**"，以及任何可以被用于评估进展的其他量表之后，回顾"工作表 10.2：**身体感觉训练**"。来访者是否完成了上次会谈布置的身体症状诱发练习？如第十一章所述，有许多原因可能导致来访者在家中难以完成这些练习（即使他们能够在会谈期间完成）。与来访者一起确定没有完成练习的可能原因，并共同制订解决这些问题的计划。你也可以和他们一起在会谈中完成情绪暴露练习（见下面的讨论）。

情绪暴露

接下来的治疗侧重于对可能引发强烈情绪反应的内部或外部刺激的暴露。我们把这样的暴露称作情绪暴露，因为暴露的主要焦点不是特定的情境、图像或者活动，而是情绪本身。这部分治疗对于来访者来说可能是最困难的，但也是一个将他们所学到的技术（比如非评判的、聚焦当下的觉察，识别自动思维，应对情绪性行为）付诸实践的机会，因此一旦治疗结束，他们将会对自己未来处理情绪体验的能力充满信心。来访者在治疗的最后阶段投入足够的时间和精力是非常重要的，因为这往往是许多来访者能看到明显改变的地方。

治疗师备忘录

"情绪暴露"的目标不是立即减少情绪反应。相反，我们的目标是让来访者从这种体验中学到一些新东西。从概念上讲，这与统一方案关注情绪和情绪调节的理念相一致，所有的暴露都是让来访者充分体验他们的情绪（这意味着减少逃避模式）并进行新的反应。提高对情绪的耐受度是情绪暴露中的重要学习目标。

在改变来访者的情绪体验和应对方式上，情绪暴露技术非常重要，它具有以下几方面的作用。

1. 改变了对情境（无论是内部的还是外部的）危险性的解释和评价，从而产生更新的、更具适应性的解释和评价。
2. 打破了回避行为造成的恶性循环。
3. 情绪性行为得以被识别并进行调整。

总的来说，情绪暴露可以帮助来访者对引发情绪的情境或情绪本身产生新的、不痛苦的联结。下面以创伤后应激障碍的来访者为例。

- **旧联结**：情境（重访创伤发生的地方）与反应（闪回、恐慌发作）和解释（"我将再次受到攻击，我将无法处理它"）相联系。
- **新联结**：重访创伤发生的地方不会导致创伤事件再次发生，来访者能够耐受强烈的情绪而不逃避。

再以抑郁障碍来访者为例。

- **旧联结**：情境（与朋友或家人外出）与反应（疲劳、情绪低落、陷入消极情绪）和解释（"这毫无意义""我永远不会快乐""我无法忍受这种感觉"）相联系。
- **新联结**：加强社交互动，它不会导致情绪低落或沉浸在消极情绪中，也不会引发对这种情境的消极想法。

介绍会谈内的情绪暴露

会谈中的情绪暴露指的是，在会谈期间，来访者在治疗师的帮助下学习并进行情绪暴露。尽管并非总是可行的，但只要有机会，就应在会谈期间进行暴露。当与来访者一起进行暴露时，你能够更好地提供纠正性反馈和明确的指导，提供示范，并促使来访者在练习中提高对情绪的耐受度。

具体的暴露任务因人而异。《自助手册》中的"工作表 11.1：情绪暴露等级"可以用来了解容易触发来访者不舒服情绪和回避行为的情境类型。下面对《自助手册》中详细介绍的几种类型的情绪暴露练习进行了描述。其中包括基于情境的、想象的和身体感觉的情绪暴露。所有这些练习都可以帮助来访者练习他们在治疗过程中学到的技术。

情境性情绪暴露

情境性情绪暴露包括进入可能引发强烈情绪反应的情境（和／或来访者目前可能回避的情境）。例如，有意地让一位不敢乘坐公共交通工具的惊恐障碍共病场所恐怖症的来访者去乘坐地铁。

想象性情绪暴露

想象性情绪暴露包括直面痛苦的想法、担忧或记忆。对于那些在现实生活中（或目前）无法直面恐惧／担忧的人，和／或那些担心或思考某事会导致强烈情绪或者可怕的结果更有可能发生的人，这种类型的暴露很有效。例如，一个强迫症来访者为了确保炉子已经关火，以免把房子烧了，于是会进行过多的检查。治疗师可能会要求他想象最坏的情况正在发生。同样，一个广泛性焦虑障碍来访者如果过度担心她所爱之人的健康，就可以想象这些重要的人死去以及之后的生活最坏将会是什么样的。

身体感觉性情绪暴露

身体感觉性情绪暴露指的是，直面不舒服的、可能会导致强烈情绪的身体感觉。例如，对于有社交焦虑障碍的来访者，你可以通过症状诱发练习，让来访者产生痛苦的、强烈的身体感觉，这些感受通常在演讲时会出现（例如，心跳加速、脸红、手心出汗）。然后，内感性暴露也可以与情境性和／或想象性情绪暴露相结合，以增强所体验的情绪强度。例如，你可以让来访者在进行一场有压力的对话之前，先跑几段楼梯，引起不舒服的身体感觉。

治疗师备忘录

在设计暴露任务时，要考虑到不舒服或令人厌恶的情绪可能是消极的，也可能是积极的。例如，一个反复担心和紧张的来访者发现，自己很难完全投入愉快的活动中，并把他们的担忧"抛在脑后"。积极情绪体验可能会引发"猝不及防"的焦虑。类似地，一个与强迫性怀疑思维做斗争的来访者可能会发现很难享受与朋友的晚餐。如果让自己完全活在当下，而不陷入闯入性想法，可能容易引发更多的焦虑。因此，围绕消极和积极情绪体验设计情绪暴露可能是很重要的。

实施会谈内的情绪暴露

一旦确定了某个情绪暴露任务，在接下来开始进行情绪暴露之前，请花时间与来访者一起讨论以下部分的或全部的步骤，来为暴露做准备。

1. 商定要完成的具体任务（通常来自《自助手册》中的"工作表 11.1：情绪暴露等级"）。
2. 讨论在任务开始之前出现的焦虑或消极的想法，或者在任务过程中预计会出现的想法，并考虑其他可能的解释。
3. 提醒来访者在暴露过程中进行正念情绪觉察的重要性。
4. 识别可能干扰暴露的情绪性行为。相应地，可以就此为暴露设定可操作的目标（例如，在社交场合进行眼神交流，在一个令人焦虑的环境中至少待 5 分钟，不要寻求安慰）。

你应该以一种最能让来访者学到新东西的方式安排任务。通常，需要在一定程度上澄清来访者最担心的是什么，或期望发生什么，这样暴露就可以直接挑战对消极结果的预期。如果来访者最关心的是情绪反应本身，纠正性学习就涉及他们忍受某些情绪反应或持续的痛苦的能力。在所有的情绪暴露中，"捕捉"来访者回避情绪的时刻是极其重要的，比如，改变话题、"破坏"暴露、转移注意力，等等。一旦你注意到这些非适应性的情绪性反应，就要帮助来访者意识到他们正在回避完整的情绪体验，然后将他们的注意力重新拉回情绪中。

在会谈内的暴露过程中，你需要有指导性和坚定性，并鼓励来访者在体验强烈的、不舒服的情绪时继续坚持。注意不要强化来访者认为自己无法忍受负面情绪的感觉，更不要让来访者参与到来访者的回避模式中，或迁就情绪性行为。同样重要的是，你不能向来访者暗示某个特定的情境可能太困难或太痛苦。因此，在早期最好选择位于来访者情绪暴露等级的中间位置的活动，这样他们才有可能取得成功，这将使他们获得一种对厌恶体验的掌控感，同时变得更能耐受自己的情绪。随着时间的推移，你将帮助来访者逐步而系统地完成情绪暴露等级中的暴露任务。

暴露完成后，至少花 10 分钟和来访者一起讨论，"工作表 11.2：**情绪暴露练习记录**"可用于此目的。通过情绪的三成分模型，与来访者一起识别和探索他们在暴露过程中体验到的情绪。此外，请他们反思从这次暴露中学到了什么，以及可以做些什么来让下次暴露更有效。这样的讨论将帮助你识别在以后的暴露中可能需要解决的情绪性行为。这也有助于确定增加未来暴露难度的方式，并使暴露在整体上更有效。最后，总结来访者所取得的成果，并对完成（或至少尝试）暴露任务进行正强化。

将情绪暴露应用于现实世界

治疗成功的关键因素之一是来访者在会谈之外持续进行情绪暴露的练习。将暴露应用到现实世界中是很重要的，原因如下：首先，这样可以促使他们直接将自己在治疗中所学到的技术应用到日常生活中；其次，现实暴露可以让他们对自己的治疗有一种自主或主导的感觉，帮助他们逐渐过渡到独立应对；最后，实际花在治疗上的时间不到来访者日常生活的 1%，为了真正学会治疗中的技术，在治疗之外继续练习这些技术是至关重要的。

你将和来访者一起设计情绪暴露任务，用于会谈之外的练习。同样，《自助手册》的"工作表 11.1：**情绪暴露等级**"可以用来设计可能的情绪暴露。例如，可以让一个惊恐障碍来访者乘坐拥挤的地铁去上班；让一个社交焦虑障碍来访者有意地与不熟悉的同事交谈；让被狗咬伤后害怕狗的来访者去动物收容所练习抚摩动物；或者让一个有闯入性痛苦想法的人写下他最害怕的想法，并每天大声读出来。

家庭作业

- 要求来访者反复练习情绪暴露（我们建议每周至少进行三次），并将练习记录在《自助手册》的"工作表 11.2：**情绪暴露练习记录**"中。随着治疗的逐步开展，暴露难度逐步增加，应鼓励来访者更多地承担设计暴露任务的责任。在下次会谈开始时，花时间回顾一周内练习过的暴露，特别留意任何可能阻碍成功进行暴露的情绪回避模式或障碍。如上所述，不论来访者尝试了怎样的暴露，他都应得到正强化，你可以和来访者共同努力，使暴露在逐级增加难度的过程中产生最佳效果。

- 指导来访者每周通过完成"工作表 3.1：**焦虑量表**"和"工作表 3.2：**抑**

郁量表"（以及他们可能也在使用的"**工作表 3.3：其他情绪量表**"和"**工作表 3.4：积极情绪量表**"），来持续监测自己的情绪体验，并将总分记录在"**工作表 3.5：进展记录**"上。

案例片段

案例片段 1

在此案例片段中，治疗师澄清了情绪暴露的预期目的，并就如何最有效地完成这些暴露任务提供了指导。

来访者：我完成了我们讨论过的情绪暴露任务。我按要求坐了足够时间的地铁，但我的恐惧从未减少过。我吓坏了。

治疗师：太好了！

来访者：太好了？我感觉糟透了。我不喜欢害怕的感觉。我一直以为情况会好转，但从来没有。

治疗师：情绪暴露的目的不是让你毫无恐惧地做一件事。更重要的是你如何体验恐惧和应对恐惧。我们故意选择了那个情境，因为我们知道它会带来不舒服的情绪。我们想让你学到一些东西。第一，正如我们讨论过的，重要的是你要让自己置身于这种特定的情境中，让你看到你以为会发生的事情实际上并没有发生。事实上，结果比你想象的好得多。第二，我们想让你对自己的情绪有更高的耐受度，在这种情况下就是对恐惧有耐受度。重要的是，尽管你感到害怕，但你一直都待在那里。

来访者：你觉得下次会好点吗？我的意思是，我最终会不那么害怕吗？

治疗师：通过继续乘坐地铁，恐惧感很可能会逐渐减弱。但这取决于你是否试图在那种情境下回避自己的情绪，或是做一些事情让这种情境不那么可怕。

来访者：这又有什么关系呢？

治疗师：嗯，就像我们讨论过的，回避会阻止你真正体会到这种情境并不危险。在这种情境下，你害怕你的恐惧可能变得太过强烈，以至于你会失去对自己的控制……最终你可能会发疯。

来访者：当然。所以你是说如果我允许恐惧存在，不做任何回避的事情，它最终会消失？

治疗师：嗯，这取决于你自己。总的来说，我建议你更多地关注减少回避模式和改变情绪驱动行为，而不是过于担心你的恐惧会怎么样。现在，觉察情绪体验是很重要的，你甚至可以做一次快速的三点检查，当情绪展开时，注意你的想法、身体感觉和行为。接下来就是在情绪中冲浪了。我的意思是，什么都不做。只是允许那种情绪存在，然后注意结果会如何。看看你疯了吗？你做了什么无法控制的事情吗？如果你不做任何事情来回避或逃离，那么你将以最好的方式了解到恐惧在这种情境下并不危险，这种情绪最终会消失。

案例片段 2

在此案例片段中，治疗师帮助来访者识别了他尝试使用情绪暴露技术时产生的焦虑想法。

来访者：我在会议上坚持了一会儿，但最终不得不离开那里。

治疗师：为什么呢？

来访者：嗯，我开始觉得很心烦。我的视线变得模糊，很难集中注意力听老板说话。

治疗师：然后发生了什么？

来访者：嗯，我找借口离开了会议室，出去透透气。我真的很想留下来，但感觉太强烈了。我知道，如果再多待一会儿，可能会发生不好的事情。

治疗师：你为什么觉得有必要让自己不受这些情绪的影响呢？如果留下来，你认为会发生什么？

来访者：我只是担心自己会说一些愚蠢的话，鉴于我当时有那些感觉……我无法真正地集中注意力。

治疗师：看来，我们应该花点时间仔细研究一下这些想法。

案例片段 3

在此案例片段中，治疗师协助来访者发展出应对策略，来改变他在情绪暴露任务中的情绪驱动行为。

来访者：我总是在情绪达到顶峰的时候过早地离开。你觉得我该怎么做才能让自己留下来？

治疗师：有时候，与情绪驱动行为唱反调是很困难的，尤其是当这些行为在过去得到了那么多强化时。我是说，你知道逃离那个场合会让你感到解脱，所以很难不这么做。我想这里有几件事是你可以做的。你可以试着选择一个等级更低的情境。也许可以选择一些不那么可怕的情境，你觉得你真的可以待在里面。此外，你可以故意把自己置于一个难以逃脱的环境，或者当你感到害怕时，让朋友或家人帮助你留下来。听起来怎么样？

来访者：听起来不错。若有东西提醒我回到之前讨论的情绪的三成分模型，会很有帮助。也许我可以做一个小卡片，可以在我完成暴露时进行填写。

治疗师：我喜欢这个主意。另外要记住，如果你过早地离开了某个情境，就可以在情绪不那么强烈的时候考虑一下当时的情境，然后尽快回到那个情境中。

疑难疏解

有时，来访者并不完全理解进行情绪暴露的基本原理，所以他们可能会选择"简单"的暴露，或者不太可能引发明显症状的暴露。在这种情况下，继续练习是没有用的。如果来访者不愿意面对不舒服的情绪，就应该花时间重温之前的治疗原理，以促使他们最终参与情绪暴露。你可能还会发现，重新回顾来访者在模块1（见本书第六章）的两项动机练习中的反应会有帮助。

正如本章案例片段3所示，有时在情绪暴露期间，当来访者的情绪变得过于强烈时，他们可能会逃离那个情境。如果发生这种情况，也不应视之为失败。相反，这可以简单地作为一个让来访者从中学习的机会。逃离是一种明显的情绪驱动行为，通常发生在对恐惧的反应中，害怕继续下去将导致某种负面结果。例如，来访者相信，如果一直待在这种情境中，他们的焦虑或恐惧就会变得非常强烈，以致情绪失控，无法正常工作。在这种情况下，你要帮助来访者评估这个预测，考虑高估危险性和灾难化结果的思维陷阱。鼓励来访者尽快重新进入此种情境。

来访者有时会对症状缓解的速度感到气馁。另外，来访者虽然注意到他们对某种情境的情绪反应随着时间的推移而不那么强烈了，但只要后来在同一情境重新体验到强烈的、不舒服的情绪，他们可能又会感到不安。在这些情况下，重要的是提醒来访者，进步很少是呈线性上升的，就像其他类型的学习，随着时间的推移，一些遗忘终会发生。而且学习往往是相当依赖环境的，所以即使有一点点改变，有时也会导致他们认为已经完全消失的症状复发了。症状的反复不应被视为失败或者说明暴露不起作用。相反，这应该被看作另一个学习机会，让他们知道自己可以耐受情绪，且这种情境并不真的危险。症状的反复提供的学习机会实际上可以帮助他们将自己在一个情境下学到的东西迁移到其他类似的情境下。同样，治疗的目标不是防止这些情绪出现，而是让来访者的情绪（以及引发情绪的情境）造成的痛苦程度下降，并做出更有适应性的反应。

第十三章 焦虑、抑郁和相关情绪障碍的药物治疗

（对应《自助手册》的第十二章）

概述

　　本章为治疗师提供了药物方面的信息，并不与某一特定的治疗模块相对应。停药问题通常在治疗结束时讨论，这时来访者开始感觉好转，对自己在不用药的情况下处理症状的能力更有信心。本章的内容能帮助你更好地与来访者讨论药物治疗，包括停药议题。

本章目标

- 讨论使用药物的原因。
- 论述药物使用可能对治疗产生的影响。
- 提供关于如何停止用药的信息。

所需材料

- 《自助手册》的**表 12.1** 和**表 12.2**，描述了各种类型的药物及其常见副作用。

讨论用药问题

个体在使用药物治疗、心理治疗（如本治疗方案）或两者结合的程度上，存在巨大差异。一般来说，我们并不会谈论药物治疗是不是一种更有效的治疗方式，而是会根据来访者的情况，谈论药物治疗是不是更适合。

有许多药物经常被用于治疗情绪障碍，包括苯二氮䓬类、β 受体阻断药、5–羟色胺选择性重摄取抑制剂、5–羟色胺–去甲肾上腺素重摄取抑制剂、心境稳定剂、抗精神病药和其他镇静剂。这些药物的作用机制在很大程度上是未知的，而且不同的药物往往有不同的副作用。《自助手册》不仅对常用药物有全面回顾，也考虑了其副作用。在讨论这些药物时，我们强调，在做任何与药物相关的决定前，咨询给来访者开具处方的医生是很重要的。

在一般情况下，药物有可能在比心理治疗所需时间更短的时间内发挥有益的作用。苯二氮䓬类药物和 β 受体阻断药尤其如此，它们几乎可以立即见效。抗抑郁药，如 5–羟色胺选择性重摄取抑制剂和 5–羟色胺–去甲肾上腺素重摄取抑制剂，被广泛认为是大多数焦虑和心境障碍的首选治疗药物，可能需要更长的时间（4 ~ 6 周）才能被代谢到血液中并开始发挥作用。此外，一些药物，特别是 5–羟色胺选择性重摄取抑制剂、5–羟色胺–去甲肾上腺素重摄取抑制剂和心境稳定剂，需要一个滴定期。也就是说，这些药物的剂量要随着时间的推移而逐渐增加，直到达到治疗水平。这个滴定期可能意味着这些药物的效果需要更长的时间才能开始发挥。

另一个考虑因素是，有些药物在连续长期服用时的效果可能会减弱。此外，停药后复发的风险可能更大。对于那些已经通过药物治疗获得一定缓解，或希望避免长期使用此类药物的人来说，统一方案可能是有益的。

药物如何影响统一方案的治疗

药物治疗可以与治疗进程发生相互影响，有时甚至干扰治疗进程。对于一些疾病，特别是惊恐障碍，已有研究证明，药物联合认知行为治疗的长期治疗效果比单独的认知行为治疗差。抑郁症的情况似乎并非如此，联合治疗似乎比单独治疗更有效，至少在短期内是如此。

除了整体的治疗效果外，值得注意的是，快速作用的药物，如苯二氮䓬类药物，可能会通过阻止情绪水平达到峰值强度和／或作为安全信号发挥作用而干扰暴露。在这两种情况下，使用这些药物可能会阻止在暴露期间自然发生的新学习体验。此外，和任何安全信号一样，对这些药物的依赖会降低来访者的自我效能感和对自己应对强烈情绪体验能力的信念。本章案例片段1提供了一个治疗师与来访者谈论使用药物作为安全信号的例子。

许多前来接受治疗的来访者都提到停药是他们的治疗目标之一。停止或减少药物使用必须在临床医生的直接监督下进行。这一过程可能伴随着焦虑或抑郁情绪的增加，以及不舒服的身体感觉。这种副作用是很常见的，《自助手册》中描述的应对技术是适当的且对来访者有帮助。如果停药特别困难（如停用苯二氮䓬类药物时可能经常出现这种情况），那么"有效的疗法"丛书中的《停用抗焦虑药》（*Stopping Anxiety Medication*；Otto & Pollack，2009）一书中描述的方案可能也会有帮助。

案例片段

案例片段 1

在下面对话中，治疗师与来访者讨论了使用药物作为安全信号的策略。

来访者：我可以在暴露期间（或之前）带着我的药吗？

治疗师：为什么你认为在暴露期间需要带着你的药？

来访者：我不认为我需要它们。我的意思是，我已经有几个月没吃药了，但我想带着它们，以防情绪过于强烈。

治疗师：在过去的几个月里，你有过什么强烈的情绪吗？

来访者：有过，很多时候。特别是在我们最近做的一些暴露练习中。

治疗师：好的，那么在最后一次暴露练习中，你带药了吗？

来访者：没有，我没有带。

治疗师：你的情绪发生了什么变化？

来访者：嗯，情绪变得非常强烈，但它们后来就自行恢复了。

治疗师：那么，如果你的情绪自己恢复了，你认为把药带到这种暴露中会起到什么作用？

来访者：我想它们实际上可能是一个安全信号，会阻止我完全地投入暴露，甚至可能会阻止我的情绪像它们本应自然呈现的那样快速缓和下来。

案例片段 2

在下面的对话中，治疗师和来访者讨论了关于药物治疗如何发挥作用的普遍看法。

来访者：我以为药物治疗对于纠正我脑内的化学失衡是必要的。

治疗师：这其实是一种普遍的看法。然而，到目前为止，没有明确的证据表明，某种特定的内分泌失衡是焦虑或抑郁的主要原因。药物起作用的原理还不是很清楚，我们只知道它们似乎确实能减轻症状强度。不管药物如何起作用，重要的是知晓你可以应对情绪，即使你确实体验到了更强烈的症状。

案例片段 3

在此案例片段中，治疗师帮助来访者解决了对停药的担忧。

来访者：我担心停止服药后，情绪会变得更加严重，我又会回到一开始的样子。

治疗师：具体说说，你说自己的情绪会变得更加严重是什么意思？

来访者：你知道，像我做这种治疗之前那样失去控制。

治疗师：好的，你现在会如何应对这些情绪？

来访者：嗯，我想我会尝试运用我在治疗中学到的技巧。

治疗师：太好了！具体是什么样子的？

来访者：嗯，我想我首先会试着识别自己的感觉。然后我会练习正念，也许试着用不同的方式思考问题。

治疗师：听起来，你已经对自己的情绪以及如何有效地应对它们有了一定的了解。

来访者：我想是吧。

治疗师：鉴于你已经学到了这么多，而且你已经改变了体验和应对情绪的方式，如果你的情绪变得更加严重和激烈，你会如何应对？

来访者：嗯，我想我会再把治疗流程来一遍。如果我已经做过一遍了，第二遍一定会更容易。

疑难疏解

认为药物能修复大脑化学失衡的看法

正如本章案例片段 2 所示，来访者往往对情绪障碍的性质有先入为主的观念，认为需要用药物来修复大脑中的化学失衡。这些观念会增加来访者对停药的焦虑或担忧。对情绪障碍性质的研究进行简要的心理教育，有助于使来访者对继续服药或停药做出更明智的决定。总之，情绪障碍的原因是复杂的，在很大程度上仍然是未知的。它们很可能有生物成分（如神经递质、基因），但研究表明，个体对事件的解释和反应方式也是情绪障碍的易感性因素之一。像统一方案这样的项目正是针对这种易感性展开治疗的。

对停药会导致症状严重的担忧

来访者描述的另一常见恐惧是，一旦停止用药，他们的情绪或症状就会变得更加严重和强烈，会马上回到治疗前的起点。正如本章案例片段 3 所示，为来访者指出他们已经学到了多少东西以及取得了多大进步，会很有帮助。即使他们的症状复发了，他们也已经发展出了一种新的方式来应对这些症状，而这是他们以前所没有的。因此，他们永远不会真的回到起点。

第十四章

模块 8：回顾成果，展望未来

（对应《自助手册》的第十三章）

概述

本模块的目的是评估来访者取得的进展，并为未来做计划。你将巩固来访者在治疗中所学到的技术，回顾关键的治疗理念，并帮助来访者逐渐形成预防复发的策略。此外，本章还用于解决症状反复以及来访者如何长期保持治疗成果的问题。

模块目标

- 回顾关键的治疗理念和应对情绪的技术。
- 评估治疗进展和需要改进的地方。
- 设定短期和长期目标，以保持治疗成果和持续取得进展。

所需材料

- "工作表 4.1：*治疗目标*"，见《自助手册》的第四章。

■ "工作表 13.1：**进展评估**"，见《自助手册》的第十三章。
■ "工作表 13.2：**练习计划**"，见《自助手册》的第十三章。

回顾家庭作业

检查来访者在完成家庭作业方面的持续进展。你会发现，将最近的作业与治疗早期完成的作业进行比较，以确定在治疗过程中出现的改善，是很有用的方法。此外，评估来访者在治疗期间完成家庭作业的能力，对于讨论维持治疗成果和达成持续进展的短期和长期目标来说非常重要。

回顾治疗技术

本模块从回顾治疗技术开始。作为回顾的一部分，一个有益的方式是提出与来访者此前症状相符的情境，然后询问他们会如何适应性地应对最有可能被诱发的情绪体验。使用与个人相关的例子将帮助来访者更容易体会到他们现在和将来处理这些情境的能力，从而在治疗结束时获得更大的自我效能感。

评估进展

帮助来访者评估他们到目前为止的治疗进展。可以使用《自助手册》的"工作表 4.1：**治疗目标**"和"工作表 13.1：**进展评估**"，来促进关于治疗成果的讨论，并确定需要进一步改进的地方。同时，在整个治疗过程中完成的监测记录数据可以帮助来访者回忆治疗刚开始时的状态，并与现在进行对比，而不仅关注他们现在的感觉。通常，我们会绘制进展记录（见《自助手册》的工作表 3.5），显示来访者每周在焦虑量表和抑郁量表以及其他量表上的评分。这为治疗取得的进展提供了一个直观的呈现，可用于讨论治疗的成果并确定仍需要改善的地方。

与学习任何新的反应和技术一样，最好把变化和改进作为一个持续的过程来讨论。治疗后的持续改善非常典型，因为来访者有更多的机会来练习和应用他们所学到的技术。

如果出现了进展有限的情况，那么帮助来访者理解导致这种状况的原因也很重要。原因可能包括最初的诊断错误，难以理解治疗原则，需要更多的时间来练习治疗策略，不现实的目标，以及缺乏动力或练习的机会。不应将进展有限看作一种令人绝望的结果。相反，只有探索可能的原因，以确定现在可以采取的最佳行动方案，才能让来访者取得进步。这样，治疗的结束实际上可以作为一个机会，让来访者进入一个新的发展阶段。在这个阶段，来访者可以努力克服以前的障碍，最终取得更大的成效。

预测未来的困难

所有来访者在未来都会体验到强烈或不舒服的情绪，这往往发生在生活压力大的时候。不过，每个人都会有情绪的波动——情绪在日常生活中起起落落。但强烈情绪的出现有时似乎并不伴有明显的压力源。这对来访者来说可能是相当痛苦的，甚至可能成为情绪障碍复发的强烈触发因素。在整个治疗过程中，来访者一直在发展一种更加超脱的、对他们的情绪体验不加评判的立场。随着治疗的结束，重点应转向对所学技术的推广，帮助来访者对治疗结束后不可避免的情绪波动采取非评判性立场是十分关键的。

处理来访者对症状反复的预期是一个有效的策略，可以防止症状的反复演变成全面的情绪障碍复发。需要帮助来访者理解症状的反复是自然和正常的，那并不意味着他们的情绪障碍再次复发了。如果来访者经历了症状的反复，包括焦虑、抑郁和对内部和外部刺激的回避，这并不意味着潜在的问题卷土重来到无法控制的程度了，或治疗没有效果。相反，这意味着有一个旧习惯暂时重新出现了，同样可以用从《自助手册》中学到的方法来解决。

持续练习

为了促进治疗结束后的持续进步，你要和来访者合作，确定进一步的练习。使用《自助手册》中的"工作表 13.2：**练习计划**"，与来访者一起制作一份他们希望在未来几周内如何练习的具体事项清单。

我们还建议来访者每周留出时间，回顾进展情况，制订或修改前进计划。这使他们有机会总结自己所取得的成就，并能激发动力。同时，他们也可以很好地注意到自身症状有没有反复的情况，并防止形成适应不良的情绪反应模式。在治疗结束后立即进行这些工作会特别有帮助，通常持续几周，但只要来访者觉得有用，也可以无限期地继续下去。

设定长期目标

现在，治疗即将结束，随着来访者功能的改善，他们可能会开始计划之前因为症状而无法做的事情。请使用《自助手册》的"工作表 4.1：*治疗目标*"和"工作表 13.2：**练习计划**"，与来访者一起设定长期目标和实现这些目标所需的步骤。

结束治疗

来访者经常对结束治疗表示担忧。治疗师可以向来访者强调，他们现在已经拥有管理和更有效应对情绪的知识和必要的技术了。

案例片段

在下面的每个案例片段中，来访者都处在治疗的结束阶段。

案例片段 1

来访者：我觉得我已经取得了一些真正的进展，但我对停止治疗感到担心。我想我有点害怕，如果我的症状复发，我会不记得我们谈过什么，也不记得如何应用我学到的技术。

治疗师：我同意你在治疗中已经取得了一些实质性的进展，我也可以理解你为什么会紧张。但请记住，在治疗过程中，你一直在发展重要的技能，学习更适应性地应对情绪。我想说的是，你现在很好地掌握了这些技术，如果能继续练习你所学到的东西，我想随着时间的推移，你会变得更善于应用这些技术。我想，这有点像我们上过的课。我们不会因为课程的结束就忘记了所学的一切。但是为了真正记住这些信息，我们可能需要继续练习，或者至少不时地重温一下。

案例片段 2

来访者：我们正在进行最后一次治疗，但我有时仍然感到焦虑和悲伤。我担心治疗结束后事情会变得更糟。我希望我已经被治愈了。

治疗师：我可以理解你的担心。结束治疗可能很困难。但请记住，我们的工作并不是为了消除你的情绪。有时，感到焦虑和悲伤是非常正常的，因为这些情绪在某些条件下是非常具有适应性的。所以我不会把"治愈"等同于不再体验这些情绪。事实上，这样的想法反而会让你陷入一些真正的麻烦。回顾自己学到的技术，一次处理一种情境。当你回顾这些技术并继续练习它们时，它们也会慢慢地成为习惯。随着时间的推移，我认为你会更容易体验到自己的情绪，并以适应性的方式对它们做出反应。

案例片段 3

来访者：我知道我需要继续做情绪暴露，但我担心，一旦不再接受治疗，就无法取得更多进展。没有人帮助我回顾我的进展；也没有人给我反馈，告诉我如何以不同的方式处理事情。

治疗师：你的意思是你不确定如何正确地安排自己的暴露任务？

来访者：不，我肯定知道如何安排，在过去的几周里，我已经做得很好了。我只是不确定我能否规律地坚持练习。每周到这里和你交流，对我来说是很强的动力。

治疗师：我可以看到，每周来这里可能提供了一些秩序感，帮助你持续完成情绪暴露方面的任务。但我想知道是否还有其他方法来保持动力。例如，我们谈到了建立自己的每周会谈，以回顾你的进展，并制订一个完成暴露的计划。你甚至可以继续在同样的治疗时间完成计划。你觉得还可以做哪些尝试？

来访者：嗯，我想可以让丈夫帮我保持动力。也许我可以和他坐下来，讨论我每周的进展。他非常支持我，肯定会愿意帮忙的。

治疗师：我认为这是一个好主意。另外，有些人发现，完成练习后给自己一些小奖励也很有用。你可以在一段时间内这样做，最终，在练习中的获益将足以成为继续下去的动力。

来访者：我真的很喜欢这个主意！得到奖励总是好的。

疑难疏解

来访者在治疗结束时可能会感到气馁，有时会把他们所取得的进步最小化。如前所述，使用每周追踪进展的工作表的数据可以帮助来访者更准确地评估他们的变化水平。如果来访者不重视他们所取得的进步，而纠缠于消极的东西，你可以指出来，并帮助他们用其他方式看待这些具体的消极评价。例如，你可以强调，尽管仍有改进的余地，但他们已经努力工作到这一步了，在解决他们的症状方面取得了相当大的进展。对来访者来说，一个有帮助的方式是把治疗看作一个持续的过程，甚至在正式的项目结束后仍会继续，而不是有一个明确的终点。这样一来，在治疗结束时，即使症状没有完全缓解，也不被视为失败，不表明无法取得更多的改善。

有时，在治疗结束时会出现重大的生活危机。基于来访者对这种情况的反应，他们实际上可能有一些退步，甚至感觉好像"回到了原点"。如果发生这种情况，就要承认这种挫折，但要提醒他们，这并不意味着所有进步都已消失。回顾整个治疗过程中的记录可以起到激励作用。通过一起回顾这些记录，你可以帮助来访者认识到他们曾经取得过进步，他们肯定可以再次取得进步。

　　正如本章案例片段 1 和案例片段 3 所示，有些来访者会觉得他们还没有准备好结束治疗，或者不确定他们是否有能力继续进步或在治疗结束后保持已经取得的成果。治疗师承认，来访者的这种不确定感会让人感到害怕，这能使来访者明白那是一种正常的反应。提醒你的来访者，他们已经学会了一些技术，可以在没有你的帮助下持续应用。而且在学习这些技术的过程中，他们基本上已经成了自己的治疗师。也可以明确指出来访者能独立做的工作，如练习情绪暴露，这会极大地激励他们。

导言

许多临床工作者和治疗中心与我们联系，询问统一方案是否可以在团体中使用。简单的回答是肯定的——我们在开发这个治疗方案时，已确定了将它用于个人和团体治疗的目标。我们的研究小组花了数十年时间来开发、评估和完善统一方案，以便将它应用于个体治疗。通过几项临床试验，统一方案的疗效已经确定，于是我们开始探索如何将统一方案最有效地运用于团体治疗。

这项研究的目的是从来访者和临床工作者的角度确定的：在团体治疗中，哪些部分是有效的，哪些部分是无效的，这样我们就可以为如何在团体中最好地实施统一方案提供具体指导。另一个目的是确定来访者的哪些个体特征可以预测他在团体形式下对统一方案的积极反应，从而为临床医生做出治疗决策提供参考。由于这一研究方向仍在早期阶段，本章将分享一些对于以团体形式使用统一方案的初步见解。

团体治疗的益处

在团体中使用统一方案的最大好处之一是它的效率，因为一个临床工作者可以同时为一群人提供治疗。例如，一个从业者要花 96 小时才能为 6 个不同的来访者进行 16 次统一方案治疗。相比之下，一个从业者可以以团体的形式同时治疗这 6 个来访者就显得很有优势。我们已经成功地在团体环境中使用 12 次 2 小时的疗程来进行统一方案的治疗。通过以团体的形式使用统一方案，一个临床工作者只需花 25% 的用于一对一治疗 6 个来访者的时间，就可以治疗同样数量的来访者。

以前，在我们中心遇到的一个问题是，收集足够多具有相同诊断的来访者进行团体治疗，是需要一段时间的。现在，使用统一方案意味着许多有不同诊断的人都可以参加同一个团体。因此，提供可以接受有各种症状和障碍的来访者的团体治疗，能大大地减少治疗的等待时间。

以团体形式进行治疗还有一些好处，但不是限于统一方案的。许多来访者报告，倾听其他有类似问题的人的发言，有助于他们将自己的经历正常化，减少病耻感。团体环境也可以激励来访者更努力地推动自己。例如，最初不愿意完成暴露的来访者，可以在团体的支持下，或在看到另一个团体成员成功完成具有挑战性的暴露后，受到很大的激励。

对以团体形式使用统一方案的建议

虽然我们一直希望统一方案是一种在个体治疗和团体治疗中都可以使用的方法，但到目前为止，我们所做的大部分研究都是关于统一方案在个体治疗中的效果的。换句话说，我们知道在统一方案中教授的策略是有效的，但我们仍在探索以团体的形式教授这些策略的最佳方法。在此，根据我们中心在团体中使用统一方案的初步经验，我们可以为如何将统一方案调整为团体形式的治疗提出一些建议。

结构

在我们中心，大多数针对特定诊断的治疗团体都要持续 12 周，每周进行 2 小时的会谈，所以我们选择使用相同的结构对统一方案的团体形式进行了初次评估。表 15.1 提供了一个例子，说明统一方案如何在 12 次会谈的疗程中进行，但未来的研究有必要确定统一方案在团体中的最佳"剂量"（会谈时长和会谈次数）。

表 15.1　统一方案的团体会谈概要

会谈	内容
第一次	介绍治疗项目和治疗原理，动机增强策略，设定治疗目标（统一方案模块 1）
第二次	关于情绪的适应性和功能性的心理教育，情绪的三成分模型（统一方案模块 2）
第三次	情绪的自然发生过程和回避的作用，正念情绪觉察（统一方案模块 3）
第四次	认知灵活化，思维陷阱和苏格拉底式提问，箭头向下技术（统一方案模块 4）
第五次	对情绪回避策略的识别，用替代行为取代情绪驱动行为的理由（统一方案模块 5）
第六次	关于内感性条件反射的心理教育，症状诱发练习，内感性暴露练习（统一方案模块 6）
第七至十一次	暴露的基本原理，创建和回顾个人的情绪暴露等级，情境性情绪聚焦暴露（统一方案模块 7）
第十二次	重温所学技术，强调继续实施暴露，回顾进展和设定未来的目标，预防复发策略（统一方案模块 8）

在个体治疗中，对家庭作业的回顾通常限于 10～15 分钟，其余的时间用于介绍新材料。然而，在团体形式中，可能需要安排更多的时间，以确保团体所有成员对概念和技术有充分的理解。我们发现，每周将团体成员完成的家庭作业表复印出来，用于带领者在会谈间进行回顾，是很有帮助的做法。在这个过程中，我们能识别那些在会谈内对材料掌握得很好，但在会谈之外的家庭作业练习中表现出对治疗理念应用困难的团体成员。通过花更多的时间回顾家庭作业，带领者能够更好地衡量来访者的理解程度，并在必要时提供正确的反馈。此外，这也创造了一种令人期望的氛围，即每个成员都能参

与对家庭作业的回顾，而不是要求少数成员自愿提供他们在作业中练习的一个例子。

治疗原理

研究表明，来访者对治疗的信念与治疗效果密切相关。这意味着，那些相信自己会从治疗中受益，并且认为治疗对他们有意义的来访者在治疗中表现得更好。出于这些原因，不仅要向来访者解释统一方案是如何减少症状的（如本书第五章所讨论的内容），还要解释为什么将一组有不同症状或不同诊断的人放在同一个团体里是有意义的。

即使统一方案是为治疗一系列的情绪障碍而设计的，它也不是"一刀切"的疗法，澄清这一点是有帮助的。统一方案不专注于特定症状，而是针对导致这些症状发生的过程。然后，将这种统一的模型以一种更个体化的方式应用于每个团体成员的具体经历，而不是简单地关注一组症状。在每次会谈期间，带领者应寻找机会向团体成员指出这些相似之处。

我们已经要求一些以团体形式接受统一方案治疗的来访者在完成治疗后对团体的印象进行反馈。来访者普遍反映，这种治疗方法对他们来说是有意义的，他们对这种方法感到满意。大多数来访者似乎对团体内在诊断和症状上的多样性有积极的感受。例如，一位来访者说，她发现"听到别人的经验很有帮助"，因为"团体中的问题呈现多样性，又都指向同样的核心，这样感觉挺好的"。然而，另一位来访者报告，他在团体中有时很难与其他人的问题产生共鸣，带领者专门针对他的经历提供的指导对他的帮助最大。

统一模式的灵活运用

在一个结构化的针对特定诊断的治疗团体中，在来访者与非团体治疗重心的症状或人际关系压力做斗争时，他们会感到很沮丧。例如，一位来访者可能正在经历严重的抑郁发作或最近正深陷失恋的泥淖，这会使他更难投入针对社交焦虑的团体治疗。与此相关的挑战是，带领者既要对治疗重点范围以外的问题做出反应，又不能花太多时间，因为回应那些对其他成员不适用的内容可能会使其他成员产生疏离感。

在统一方案的框架下，让任何人体验到强烈情绪的情境都可以用来强化整个团体的治疗模型。下面的案例说明了统一模式如何被应用于一位因最近经常与妻子发生分歧而来参加团体的来访者。带领者没有告诉来访者令他备感压力的婚姻不是一个合适的话题，而是将来访者的经历与情绪反射弧联系起来。

来访者：我上周刚和妻子大吵了一架。她现在甚至不跟我说话了。

治疗师：发生了什么？

来访者：好吧，我刚在一场工作面试后回到家，拿到一份信用卡账单。我打开账单，简直不敢相信——我妻子就为参加我弟弟的婚礼，居然花了好多钱买了一件新衣服，尽管她知道现在家里的经济状况有多严峻。

治疗师：那么你做了什么？

来访者：哦，我完全失控了。我对她破口大骂，问她还需要我向她解释多少次，在我找到下一份工作之前，我们不能再像以前那样花钱了。

治疗师：听起来你真的很生气。对她大喊大叫的感觉如何？

来访者：我是说，我现在感觉很糟糕。我当时完全反应过激了。

治疗师：但是当时的感觉如何？

来访者：我想当时的感觉很好——感觉我在向她说明她的行为是多么不可接受。

治疗师：这有用吗？

来访者：没有，完全适得其反。在过去的 3 天里，她没有和我说话。今天早上，我还看到她的车里有很多购物袋。她可能是为了报复我才去购物的。

治疗师：如果思考一下情绪反射弧，触发因素或诱因是什么？

来访者：嗯，我想自从被解雇以来，我就更担心钱的问题了，尽管我们有大量的存款。

治疗师：你那天早些时候的工作面试呢，情况如何？

来访者：完全是在浪费时间。事实证明，那家公司甚至不知道自己是否会有空缺。所以我想这让我在回家之前就陷入了糟糕的情绪。

治疗师：好的，所以听起来有一些事情促发了你的反应。此外，对你妻子大吼大叫似乎在当时让你感觉很好，也许会让你觉得自己更有控制感，但从长远来看，这只会使情况变得更糟。有没有人有什么想法，可以让他用其他的行为代替愤怒的发泄？

团体中的情绪暴露

如何在一个有不同诊断的群体中高效地进行情绪暴露，仍然是未来需要研究的一个重要领域。因为我们中心也是一个培训机构，所以我们的统一方案团体有三名带领者，这使每两名成员就可以分配一位带领者来提供指导，并制订和实施个体化的情绪暴露计划。在暴露完成后，团体会再次召开会谈，汇报从暴露中学到的东西，并计划每个团体成员要完成哪些暴露作为家庭作业。一旦团体成员能够熟练地完成情绪暴露，带领者就会考虑让这名成员独立完成情绪暴露，这样其他团体成员就可以从带领者那里得到更多的个别指导。另外，需要更多帮助的成员可以与在情绪暴露方面表现出色的成员结成对，相互支持，带领者则扮演相对被动的角色。

关键术语表

（按汉语拼音排序）

非评判的、聚焦当下的觉察（nonjudgmental, present-focused awareness）：有时被称为正念。一种与情绪体验互动的方式，包括观察情绪体验的成分，而不是试图推开或改变它们，也不因情绪的存在而评判自己。

高估危险性（probability overestimation）：也叫草率下结论（jumping to conclusions）。过高地认定某种消极结果发生的可能性。

核心自动思维（core automatic thoughts）：也叫核心信念。个体对自己、他人和世界的核心信念，这些信念是不由自主地出现的，但不局限于任何一个具体情境。

积极情绪量表（Positive Emotion Scale）：每周填写一次的积极情绪监测量表。

焦虑量表（Anxiety Scale）：总体焦虑水平及干扰程度量表的简称，每周填写一次的焦虑监测量表。

进展记录（progress record）：用于直观地展示焦虑量表、抑郁量表、其他情绪量表和积极情绪量表的分数的工作表。

客观监测（objective monitoring）：在不加评估或评判的情况下观察情绪体验中"纯粹的事实"部分。

锚定当下（anchoring in the present）：停下来不加评判地观察当下的体验并有意识地选择与当前的需求、目标或价值观一致的反应的行为。

内感性（interoceptive）：指身体感觉。

其他情绪量表（Other Emotion Scale）：每周填写一次的监测患者可能正与之抗争的其他情绪（如愤怒、羞愧或嫉妒）的量表。

情绪暴露（emotion exposure）：一种练习，旨在通过进入可能引发不适情绪的情境而不进行回避或逃避，来提高对不适情绪的耐受度。

情绪的三成分模型（three-component model of emotion）：任一情绪体验的三个成分：想法（你想了什么）、身体感觉（你的身体感受到了什么）和行为（你做了什么）。

情绪反射弧（ARC of emotion）：一种情绪体验的诱因—反应—结果。

- **诱因**（antecedents）是引发某些情绪的触发因素、条件或情境。它们可能是近期的（立即的）或远期的（过去的）。

- **反应**（responses）是情绪的三成分——想法、身体感觉和行为。

- **结果**（consequences）是情绪反应的结果，它可能是短期的，也可能是长期的。

情绪回避（emotion avoidance）：个体可能做出的用于防止不适情绪出现或强度增大的行为。情绪回避可能包括以下方面。

- **明显的情境性回避**（overt situational avoidance）——避开会引发强烈情绪的情境。

- **细微的行为回避**（subtle behavioral avoidance）——在一个不舒服的情境下，做一些事来避免面对强烈的情绪（例如，不进行眼神交流）。

- **认知回避**（cognitive avoidance）——回避去想那些可能引发不适情绪的事情（例如，在诱发焦虑情绪的情境下转移自己的注意力）。

- **安全信号**（safety signals）——护身符、人或其他让人在一个不舒服的情境下感到"更安全"的物品（例如，携带药物，只有在朋友的陪同下才能在聚会上与陌生人交谈）。

情绪驱动行为（emotion-driven behaviors, EDBs）：因情绪而产生的行为。在面对引发强烈情绪的情境时，这些行为很难抗拒（或改变）。情绪驱动行为可以是有助益和有适应性的（例如，因为感到恐惧而从有车驶来的道路上跳开），也可以是非适应性的（例如，因为焦虑而提前离开聚会，在感到疲惫和抑郁时待在床上）。

情绪性行为（emotional behaviors）：包括情绪回避和情绪驱动行为。用于控制强烈情绪的行为，可能是适应性的，也可能是非适应性的。

情绪障碍（emotional disorders）：一类心理障碍，例如焦虑或抑郁，其特征是：（1）频繁且强烈的情绪，（2）对情绪的消极反应，（3）对情绪的回避。这些问题对重要的功能造成了干扰。

认知灵活化（cognitive flexibility）：一种刻意考虑对一个情境的多种解释或预测的练习，以取代假定第一个想法准确且有用的做法。

思维陷阱（thinking traps）：人们反复以消极的方式解释或预测情境的思维习惯，包括高估危险性和灾难化结果。

痛苦程度（distress）：使用主观痛苦程度量表（Subjective Units of Distress Scale）评估，测量痛苦情绪，进行

0—10分的评分（0 = 没有痛苦，10 = 极其痛苦）。

抑郁量表（Depression Scale）：总体抑郁水平及干扰程度量表的简称，每周填写一次的抑郁监测量表。

灾难化结果（catastrophizing）：也叫最坏打算（thinking the worst），认为如果真的出现消极结果，那将会是极其糟糕的，或者个体将无法应对。

正念情绪觉察（mindful emotion awareness）：一种关注情绪体验的方式，强调以一种非评判的方式关注当下（包括个体此刻的感受）的重要性。

主观监测（subjective monitoring）：以一种进行评价或评判的方式观察情绪体验；例如，聚焦于个体感觉有多么糟糕，或因自己出现某种感受而批评自己。

自动思维（automatic thoughts）：对某一情境做出反应时立即地、不由自主地产生的想法。

参考文献

Barlow, D. H. (1988). *Anxiety and its disorders: The nature and treatment of anxiety and panic.* New York: Guilford Press.

Barlow, D. H. (2002). *Anxiety and its disorders: The nature and treatment of anxiety and panic* (2nd ed.). New York: Guilford Press.

Barlow, D. H., & Cerny, J. A. (1988). *Psychological treatment of panic.* New York: Guilford Press.

Barlow, D. H., & Craske, M. G. (1988). *Mastery of your anxiety and panic.* Albany, NY: Graywind Publications.

Barlow, D. H., & Craske, M. G. (2000). *Mastery of your anxiety and panic (MAP-3): Client workbook for anxiety and panic* (3rd ed.). San Antonio, TX: Graywind/Psychological Corporation.

Barlow, D. H., & Craske, M. G. (2007). *Mastery of your anxiety and panic: Workbook* (4th ed.). New York: Oxford University Press.

Barlow, D. H., & Farchione, T. J. (Eds.). (2017). *Applications of the Unified Protocol for Transdiagnostic Treatment of Emotional Disorders.* New York, NY: Oxford University Press.

Barlow, D. H., Allen, L. B., & Choate, M. L. (2004). Towards a unified treatment for emotional disorders. *Behavior Therapy, 35,* 205–230.

Barlow, D. H., O'Brien, G. T., & Last, C. G. (1984). Couples treatment of agoraphobia. *Behavior Therapy, 15,* 41–58.

Barlow, D. H., Sauer-Zavala, S., Carl, J. R., Bullis, J. R., & Ellard, K. K. (2014). The nature, diagnosis, and treatment of neuroticism: Back to the future. *Clinical Psychological Science, 2*(3), 344–365.

Beck, A. T. (1972). *Depression: Causes and treatment.* Philadelphia: University of Pennsylvania Press.

Beck, A. T. (1976). *Cognitive therapy and the emotional disorders.* Madison, CT: International Universities Press.

Beck, A. T., Epstein, N., Brown, G., & Steer, R. A. (1988). An inventory for measuring clinical anxiety: Psychometric properties. *Journal of Consulting and Clinical Psychology, 56,* 893–897.

Beck, A. T., Rush, A. J., Shaw, B. F., & Emery, G. (1979). *Cognitive therapy of depression.* New York: Guilford Press.

Beck, A. T., & Steer, R. A. (1990). Beck self-concept test. *Psychological Assessment, 2*(2), 191–197.

Beck, A. T., Steer, R. A., & Brown G. K. (1996). *Manual for the Beck Depression Inventory-II.* San Antonio, TX: Psychological Corporation.

Bentley, K. H., Gallagher, M. W., Carl, J. R., & Barlow, D. H. (2014). Development and validation of the Overall

Depression Severity and Impairment Scale. *Psychological Assessment*, *26*(3), 815.

Boettcher, H., & Conklin, L. R. (2017). Transdiagnostic Assessment and Case Formulation: Rationale and Application with the Unified Protocol. In D. H. Barlow & T. J. Farchione (Eds.), *Applications of the Unified Protocol for Transdiagnostic Treatment of Emotional Disorders* (pp. 17–38). New York: NY: Oxford University Press.

Boswell, J. F., Anderson, L. M., & Barlow, D. H. (2014). An idiographic analysis of change processes in the unified, transdiagnostic treatment of depression. *Journal of Consulting and Clinical Psychology*, *82*, 1060–1071.

Brown, T. A., & Barlow, D. H. (2009). A proposal for a dimensional classification system based on the shared features of the DSM-Ⅳ anxiety and mood disorders: Implications for assessment and treatment. *Psychological Assessment*, *21*(3), 256–271.

Brown, T. A., & Barlow, D. H. (2014). *Anxiety and related disorders interview schedule for DSM-5 (ADIS-5)*. New York: Oxford University Press.

Brown, T. A., Campbell, L. A., Lehman, C. L., Grisham, J. R., & Mancill, R. B. (2001). Current and lifetime comorbidity of the DSM-Ⅳ anxiety and mood disorders in a large clinical sample. *Journal of Abnormal Psychology*, *110*, 49–58.

Bullis, J. R., Fortune, M. R., Farchione, T. J., & Barlow, D. H. (2014). A preliminary investigation of the long-term outcome of the Unified Protocol for Transdiagnostic Treatment of Emotional Disorders. *Comprehensive Psychiatry*, *55*(8), 1920–1927.

Bullis, J. R., Sauer-Zavala, S., Bentley, K. H., Thompson-Hollands, J., Carl, J. R., & Barlow, D. H. (2015). The unified protocol for transdiagnostic treatment of emotional disorders: preliminary exploration of effectiveness for group delivery. *Behavior Modification*, *39*(2), 295–321.

Carl, J. R., Gallagher, M. W., Sauer-Zavala, S. E., Bentley, K. H., & Barlow, D. H. (2014). A preliminary investigation of the effects of the unified protocol on temperament. *Comprehensive Psychiatry*, *55*(6), 1426–1434.

Cerny, J. A., Barlow, D. H., Craske, M. G., & Himadi, W. G. (1987). Couples treatment of agoraphobia: A two-year follow-up. *Behavior Therapy*, *18*, 401–415.

Chambless, D. L., & Steketee, G. (1999). Expressed emotion and behavior therapy outcome: A prospective study with obsessive-compulsive and agoraphobic outpatients. *Journal of Consulting and Clinical Psychology*, *67*, 658–665.

Ciraulo, D. A., Barlow, D. H., Gulliver, S. B., Farchione, T., Morissette, S. B., Kamholz, B. W., . . . Knapp, C. M. (2013). The effects of venlafaxine and cognitive behavioral therapy alone and combined in the treatment of co-morbid alcohol use-anxiety disorders. *Behaviour Research and Therapy*, *51*(11), 729–735.

Craske, M. G., & Mystkowski, J. L. (2006). Exposure therapy and extinction: Clinical studies. In M. G. Craske, D. Hermans, & D. Vansteenwegen (Eds.), *Fear and learning: Basic science to clinical application* (pp. 217–233). Washington, DC: APA Books.

Deacon, B., Kemp, J. J., Dixon, L. J., Sy, J. T., Farrell, N. R., & Zhang, A. R. (2013). Maximizing the efficacy of interoceptive exposure by optimizing inhibitory learning: A randomized controlled trial. *Behaviour Research and Therapy*, *51*(9), 588–596.

Ellard, K. K., Deckersbach, T., Sylvia, L. G., Nierenberg, A. A., & Barlow, D. H. (2012). Transdiagnostic treatment of bipolar disorder and comorbid anxiety with the Unified Protocol. *Behavior Modification*, *36*, 482–508.

Ellard, K. K., Fairholme, C. P., Boisseau, C. L., Farchione, T. J., & Barlow, D. H. (2010). Unified protocol for the transdiagnostic treatment of emotional disorders: Protocol development and initial outcome data. *Cognitive and Behavioral Practice*, *17*, 88–101.

Farchione, T. J., Fairholme, C. P., Ellard, K. K., Boisseau, C. L., Thompson-Hollands, J., Carl, J., . . . Barlow, D. H. (2012). Unified protocol for the transdiagnostic treatment of emotional disorders: A randomized controlled trial. *Behavior Therapy*, *43*, 666–678.

Frisch, M. B., Cornell, J., & Villanueva, M. (1992). Clinical validation of the Quality of Life Inventory: A measure of life satisfaction for use in treatment planning and outcome assessment. *Psychological Assessment*, *4*(1), 92–101.

Gallagher, M.W. (2017). The unified protocol for posttraumatic stress disorder: A clinical replication series. In D. H. Barlow & T. J. Farchione (Eds.), *Applications of the Unified Protocol for Transdiagnostic Treatment of Emotional Disorders* (pp. 11–126). New York: Oxford University Press.

Goodman, W. K., Price, L. H., Rasmussen, S. A., Mazure, C., Fleischmann, R. L., Hill, C., & Charney, D. S. (1989). The Yale-Brown Obsessive Compulsive Scale: I. Development, use, and reliability. *Archives of General Psychiatry*, *46*(11), 1006–1011.

Hafner, R. J., & Marks, I. M. (1976). Exposure in vivo of agoraphobics: Contributions of diazepam, group exposure and anxiety evocation. *Psychological Medicine*, *6*, 71–88.

Hays, R. D., Sherbourne, C. D., & Mazel, R. M. (1993). The Rand 36-item health survey 1.0. *Health Economics*, *2*, 217–227.

Hope, D. A., Heimberg, R. G., & Turk, C. L. (2006). *Managing social anxiety: A cognitive-be havioral therapy approach: Therapist guide.* New York: Oxford University Press.

Izard, C. E. (1971). *The face of emotion.* New York: Appleton-Century- Crofts.

Kessler, R. C., Nelson, C. B., McGonagle, K. A., Lui, J., Swartz, M., & Blazer, D. G. (1996). Comorbidity of DSM-Ⅲ-R major depressive disorder in the general population: Results from the National Comorbidity Survey. *British Journal of Psychiatry*, *168*, 17–30.

Kessler, R. C., Stang, P. E., Wittchen, H. U., Ustan, T. B., Roy-Byrne, P. P. & Walters, E. E. (1998). Lifetime panic-depression comorbidity in the National Comorbidity Survey. *Archives of General Psychiatry*, *55*, 801–808.

Krueger, R. F., Watson, D., & Barlow, D. H. (2005). Introduction to the special section: Toward a dimensionally based taxonomy of psychopathology. *Journal of Abnormal Psychology*, *114*, 491–493.

Lovibond, P. F., & Lovibond, S. H. (1995). The structure of negative emotional states: Comparison of the Depression Anxiety Stress Scales (DASS) with the Beck Depression and Anxiety Inventories. *Behaviour*

Research and Therapy, 33(3), 335–343.

Mattick, R. P., & Clarke, J. C. (1998). Development and validation of measures of social phobia scrutiny fear and social interaction anxiety. *Behaviour Research and Therapy, 36*, 455–470.

Meyer, T. J., Miller, M. L., Metzger, R. L., & Borkovec, T. D. (1990). Development and validation of the Penn State Worry Questionnaire. *Behaviour Research and Therapy, 28*, 487–495.

Miller, W. R., & Rollnick, S. (2002). *Motivational interviewing: Preparing people for change* (2nd ed.). New York: Guilford Press.

Miller, W. R., & Rollnick, S. (2012). *Motivational interviewing: Helping people change* (3rd ed.). New York: Guilford Press.

Monfils, M. H., Cowansage, K. K., Klann, E., & LeDoux, J. E. (2009). Extinction-reconsolidation boundaries: Key to persistent attenuation of fear memories. *Science, 324*(5929), 951–955.

Norman, S. B., Hami Cissell, S., Means-Christensen, A. J., & Stein, M. B. (2006). Development and validation of an Overall Anxiety Severity and Impairment Scale (OASIS). *Depression and Anxiety, 23*(4), 245–249.

Otto, M. W., & Pollack, M. H. (2009). *Stopping anxiety medication: Therapist guide*. New York: Oxford University Press.

Purdon, C. (1999). Thought suppression and psychopathology. *Behaviour Research and Therapy, 37*, 1029–1054.

Sauer-Zavala, S., Bentley, K. H., & Wilner, J. G. (2016). Transdiagnostic treatment of borderline personality disorder and comorbid disorders: A clinical replication series. *Journal of Personality Disorders, 30*, 35–51.

Sauer-Zavala, S., Gutner, C., Farchione, T. J., Boettcher, H. B., Bullis, J. R., & Barlow, D. H. (2017). Current definitions of "transdiagnostic" in treatment development: A search for consensus. *Behavior Therapy, 48*, 128–138.

Shear, M. K., Brown, T. A., Barlow, D. H., Money, R., Sholomskas, D. E., Woods, S. W., . . . Papp, L. A. (1997). Multicenter Collaborative Panic Disorder Severity Scale. *American Journal of Psychiatry, 154*, 1571–1575.

Steer, R. A., Ranieri, W. F., Beck, A. T., & Clark, D. A. (1993). Further evidence for the validity of the Beck Anxiety Inventory with psychiatric outpatients. *Journal of Anxiety Disorders, 7*(3), 195–205.

Varela, R. E., & Hensley-Maloney, L. (2009). The influence of culture on anxiety in Latino youth: A review. *Clinical Child and Family Psychology Review, 12*(3), 217–233.

Wegner, D. M., Schneider, D. J., Carter, S. R., & White, T. L. (1987). The paradoxical effects of thought suppression. *Journal of Personality and Social Psychology, 53*, 5–13.

Westra, H. A., Arkowitz, H., & Dozois, D. J. A. (2009). Adding a motivational interviewing pretreatment to cognitive behavioral therapy for generalized anxiety disorder: A preliminary randomized controlled trial. *Journal of Anxiety Disorders, 23*, 1011–1184.

Westra, H. A., Constantino, M. J., & Antony, M. M. (2016). Integrating motivational interviewing with cognitive-behavioral therapy for severe generalized anxiety disorder: An allegiance-controlled randomized clinical trial. *Journal of Consulting and Clinical Psychology, 84*(9), 768–782.

Westra, H. A., & Dozois, D. J. A. (2006). Preparing clients for cognitive behavioural therapy: A randomized pilot study of motivational interviewing for anxiety. *Cognitive Therapy and Research, 30,* 481–498.

Zinbarg, R., Craske, M., & Barlow, D. H. (2006). *Therapist's guide for the mastery of your anxiety and worry program,* New York: Oxford University Press.

Zinbarg, R., Lee, L. E., & Yoon, L. (2007). Dyadic predictors of outcome in a cognitive-behavioral program for patient generalized anxiety disorder in committed relationships: A "spoonful of sugar" and a dose of non-hostile criticism may help. *Behaviour Research and Therapy, 45*(4), 699–713.

作者介绍

戴维·H. 巴洛（David H. Barlow），博士，美国职业心理学委员会委员，美国波士顿大学精神医学和心理学荣誉退休教授，美国波士顿大学焦虑及相关障碍治疗中心的创始人和主任。他是牛津大学出版社"有效的疗法"丛书的主编，也是《牛津临床心理学手册》（*The Oxford Handbook of Clinical Psychology*）的主编。他曾多次获奖，发表过 600 余篇文章和图书章节，出版了 80 余本书，主要涉及情绪障碍的性质和治疗以及临床研究方法。

托德·J. 法尔基奥内（Todd J. Farchione），博士，美国波士顿大学焦虑及相关障碍治疗中心心理学与脑科学系研究副教授。他的研究重点是焦虑、心境和相关障碍的性质、评估和治疗。他在这一领域发表了 60 多篇文章和图书章节。

香农·索尔 – 扎瓦拉（Shannon Sauer-Zavala），博士，美国波士顿大学心理学系研究助理教授，统一方案培训研究所（Unified Protocol Training Institute）主任。她的研究重点是识别维持各大类心理障碍症状的因素，并利用这些信息对常见的共病心理障碍形成流线型治疗方案。索尔 – 扎瓦拉博士在这一领域发表了 60 多篇同行评议的出版物，后续工作由美国国家精神卫生研究所资助完成。

希瑟·默里·拉京（Heather Murray Latin），博士，美国波士顿大学心理学与脑科学系研究助理教授。

克丽丝滕·K. 埃拉德（Kristen K. Ellard），博士，美国哈佛大学医学院心理学讲师，美国麻省总医院精神科道腾家庭双相障碍治疗创新中心以及神经治疗部门心理学助理和临床研究员。

杰奎琳·R. 布利斯（Jacqueline R. Bullis），博士，美国哈佛医学院精神学系讲师，美国麦克莱恩医院抑郁和焦虑障碍科临床研究员。她在美国波士顿大学完成了临床心理学项目的博士训练。

凯特·H. 本特利（Kate H. Bentley），博士，美国麻省总医院／美国哈佛大学医学院临床型和研究型研究员，此前在美国波士顿大学完成了临床心理学项目的博士培训。

汉娜·T. 贝彻（Hannah T. Boettcher），文学硕士，美国肯塔基州列克星敦退伍军人事务医疗中心的博士前实习生，在美国波士顿大学完成了临床心理学项目的博士培训。

克莱尔·凯西洛－罗宾斯（Clair Cassiello-Robbins），文学硕士，美国波士顿大学临床心理学项目高年级博士生。